AF496238

DES

MALADIES VÉNÉRIENNES

CHEZ LES HÉBREUX

A L'ÉPOQUE BIBLIQUE

PAR LE

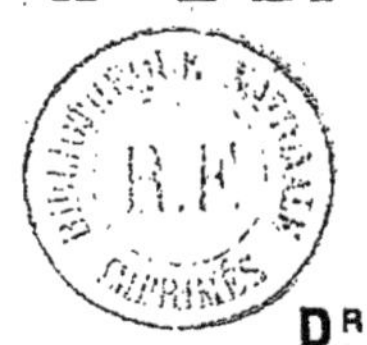

Dᴿ P. HAMONIC

Professeur libre de syphiligraphie à l'École pratique de la Faculté
Ancien interne des hôpitaux, Ancien aide d'anatomie et lauréat de la Faculté
Membre de la Société de médecine pratique, etc.

PARIS

G. MASSON, ÉDITEUR,

LIBRAIRE DE L'ACADÉMIE DE MÉDECINE
120, BOULEVARD SAINT-GERMAIN, EN FACE DE L'ÉCOLE DE MÉDECINE

1887

PRINCIPALES PUBLICATIONS DU MÊME AUTEUR

1° Hypertrophie amygdalienne syphilitique et angine syphilitique. (*Ann. dermat. et syph.*, 1882.)

2° Leçons de M. MARTINEAU sur la thérapeutique de la syphilis et de la métrite, rédigées par M. HAMONIC. — Delahaye, 1882. (*France méd.*, 1882-83.)

3° La bactérie syphilitique, par MM. MARTINEAU et HAMONIC. (*Acad. des Sc. et Acad. de méd.*, 1882.)

4° De la syphilis du singe, par LES MÊMES. (*Soc. méd. des hôp.*, 1882-83.)

5° Syphilis héréditaire et rachitisme. (*Ann. dermat. et syph.*, 1883.)

6° De quelques formes de blennorrhagie localisée chez la femme. (*Ann. dermat. et syph.*, 1883.)

7° Fistules vestibulo-uréthrales. (*Ann. dermat. et syph.*, 1884.)

8° Ostéosarcomes du femur. (*Soc. anat.*, 1885.)

9° Traitement des fractures de cuisse. (*Revue de clinique méd.-chirurg.*, 1885.)

10° Cowpérite blennorrhagique simulant l'abcès froid. (*Ann. méd. chirurg.*, 1885.)

11° De la rectite proliférante vénérienne et non vénérienne. (*Thèse de Paris*, 1885.)

12° Folliculites blennorrhagiques de l'homme. (*Ann. méd. chirg.*, 1885.)

13° Rectite proliférante chez un hémorroïdaire, avec prolapsus du rectum. (*Ann. méd. chirurg.*, 1885.)

14° De la leucoplasie buccale dans ses rapports avec la syphilis. (*Ann. méd. chir.*, 1886.)

15° Ataxie locomotrice anormale. (*Ann. méd. chirurg.*, 1886.)

16° De la néphrite syphilitique secondaire infectieuse. (*Ann. méd. chirurg.*, 1886.)

17° Deux cas de syphilis grave. (*Ann. méd. chirurg.*, 1887.)

MALADIES VÉNÉRIENNES

CHEZ LES HÉBREUX

A L'ÉPOQUE BIBLIQUE

Par le Dr **P. HAMONIC**, professeur libre de syphiligraphie à l'École pratique
de la Faculté, ancien interne des hôpitaux, ancien aide d'anatomie
et lauréat de la Faculté, membre de la Société de médecine pratique, etc.

Tous les auteurs qui se sont occupés de l'historique des affections vénériennes ont cité un certain nombre de versets de la Bible, les uns pour démontrer, les autres pour infirmer l'hypothèse de l'origine ancienne de ces maladies.

Il est à remarquer que ce sont presque toujours les mêmes passages bibliques qui figurent dans les divers traités, et qui, traduits de manière absolument différente, donnent lieu aux déductions et aux interprétations les plus opposées.

A mon avis, on a tort de vouloir trouver une preuve ou une réfutation de l'ancienneté de la syphilis et des autres affections vénériennes dans un verset ou dans un groupe isolé de versets de la Bible.

C'est seulement de l'ensemble des livres sacrés qu'on peut tirer à ce point de vue une conclusion rationnelle et vraisemblable.

La Bible contient en effet des documents scientifiques qui étonnent par leur netteté et leur précision, à condition qu'on les dégage du merveilleux où ils sont enfouis et qu'on fasse la part qui revient au langage métaphorique employé par les Hébreux, à leurs croyances religieuses, à leurs habitudes, à leurs mœurs et à leurs institutions sociales et à leur tempérament.

Quand on étudie cet immense et admirable livre, on trouve, répandues un peu partout, des légendes, des traditions, des pensées, des relations de faits qui prouvent que les notions médicales étaient relativement considérables dans Israël.

Du reste Moïse a tout fait pour forcer son peuple à bénéficier de la science solide qu'il avait acquise à la cour de Pharaon. L'Égypte était alors dans sa phase de splendeur. L'Inde, ce berceau primordial de toute civilisation, lui avait transmis ses traditions sociales, philosophiques et scientifiques.

Le peuple hébreu gémissait depuis de longues années sous le joug d'un oppresseur intelligent et fort.

Grâce à une énergie indomptable, à une connaissance étonnante des choses de la nature et à une diplomatie très habile, Moïse parvint à le délivrer et à le mettre hors de la portée de ses dominateurs.

Mais pour conduire à la terre promise ces hordes incultes, misérables, sales, sans instruction, déprimées moralement et physiquement par le plus dur des servages, pour en faire un peuple indépendant et puissant, Moïse dut jouer le rôle d'un maître absolu, usant du merveilleux et de l'idée religieuse pour mieux dominer, et faisant intervenir à tout instant l'Éternel, au puissance suprème, surnaturelle, pour imposer au peuple d'Israël les prescriptions qu'il croyait utiles.

Les règles hygiéniques qu'il prescrivit aux Hébreux, sous peine de mort, émanent d'un esprit absolument supérieur, qui comprenait l'importance, au point de vue de la santé publique, de l'application des principes généraux de la médecine.

Tout peuple pour prospérer et devenir grand et puissant doit être fécond.

La fécondité chez les Hébreux était considérée comme un gage d'amitié de l'éternel.

La femme inféconde se regardait comme maudite par Dieu.

Dès les temps les plus reculés, nous voyons les patriarches donner toute leur attention à l'hygiène des organes génitaux.

La constante préoccupation de Moïse a été aussi d'assurer leur intégrité par tous les moyens, au prix même des exécutions les plus épouvantables.

Néanmoins beaucoup de maladies vénériennes ont existé chez les Hébreux. Certaines se sont produites par épidémie, Israël s'étant livré à la fornication avec des femmes étrangères.

Quelques-unes semblent, ainsi que nous le verrons, s'être perpétuées dans le peuple juif, malgré les moyens terribles employés par Moïse pour couper le mal dans sa racine.

L'étude qu'on va lire repose presque uniquement sur les documents fournis par la Bible, dont j'ai consulté et comparé avec le plus grand soin les traductions tant anciennes que modernes réputées les plus exactes, telles que celles de Sacy, de Carrière, dont les notes et paraphrases sont si estimées; de l'abbé Legros, de Houbigant, de Calmet, de Osterwald, la Vulgate, les Septantes, le texte du concile de Trente, la traduction de Louvain et celle des rabbins, etc.

J'ai fait tous mes efforts pour donner aux textes leur sens médical précis. J'ai été, dans cette tâche difficile, aidé par un savant hébraïste, qui, en raison du caractère très profane de mon travail, désire garder l'anonyme.

Je ne lui en transmets pas moins mes remerciements.

De la circoncision. — La circoncision est la plus ancienne preuve de la sollicitude des législateurs hébreux pour les fonctions génitales.

Elle remonte à la plus haute antiquité, et les peuples qui, primitivement, l'ont adoptée, ont poursuivi un but purement physique et hygiénique.

Au dire d'Hérodote, il n'est pas possible de savoir si ce sont les Éthiopiens ou les Égyptiens qui ont les premiers inventé cette opération.

D'après la Bible, c'est Abraham (1) qui, le premier, la prescrivit. Il l'avait vu certainement pratiquer par d'autres peuples, et, après s'être convaincu de son utilité, il l'imposa à la tribu dont il était le patriarche. Il en fit un signe d'alliance avec Dieu, afin de mieux la faire passer dans les mœurs. Toutes les considérations physiques sur la nécessité et les avantages de la circoncision auraient en effet probablement été au-dessous de la portée intellectuelle d'une horde grossière et ignorante.

Philon (2), un des grands historiens du peuple juif, soutient que c'est pour prévenir un ulcère grave, un *anthrax*, très difficile à guérir, que la circoncision fut instituée. Nous verrons plus tard qu'il s'agit là peut-être du chancre non infectant. Pour Philon, la circoncision augmente la fécondité

(1) *Genèse*, ch. XVII, v. 10.
(2) *Hist. judaic.*

d'un peuple, et les nations qui l'ont adoptée sont devenues grandes et puissantes.

Cette opération devait à cette époque primitive être regardée comme bien importante, puisque celui qui refusait de s'y soumettre était exterminé (1).

Une telle sévérité ne peut s'expliquer que par une raison d'intérêt général.

Plus tard, il est vrai, cette pratique dégénéra, et on lui attribua un sens symbolique.

C'est surtout saint Paul qui dévia la circoncision de son véritable but médical. Il alla même jusqu'à admettre que c'était une pure convention morale à laquelle il était inutile de se soumettre si l'on observait la loi de Dieu (2).

Dominé par ses idées mystiques, il s'est évidemment trompé sur l'intention principale du législateur hébreu.

D'après la loi juive, tout enfant devait être circoncis au *huitième jour* (3).

On regardait cette opération comme si importante au point de vue social qu'on l'appliquait aux étrangers et même aux esclaves achetés à prix d'argent (4).

Quant au manuel opératoire, nous trouvons fort peu de renseignements dans la Bible.

Dans l'origine, on se servait d'une pierre très aiguë, à l'aide de laquelle on tranchait net le prépuce (5). On laissait la plaie se cicatriser naturellement, et l'opéré, s'il était adulte, prenait quelques jours de repos.

Malgré cette absence de soins consécutifs, la Bible ne fait nulle part mention d'accidents chirurgicaux quelconques.

Plus tard on fabriqua des couteaux de pierre pour pratiquer cette opération (6).

Ces détails opératoires très rudimentaires sont complétés par le *Thalmud*.

Le *Thalmud* (7), recueil des traditions rabbiniques, sorte d'appendice de

(1) *Genèse*, ch. XVII, v. 14.
(2) *Épitre de saint Paul aux Romains*, ch. II, v. 25, 26, 27, 28, 29.
      Idem   *aux Corinthiens*, ch. VII, v. 18, 19, 20.
      Idem   *aux Galates*, ch. II, v. 3; ch. V, v. 2; ch. VI, v. 15.
      Idem   *aux Éphésiens*, ch. II, v. 3 et 10.
      Idem   *aux Colossiens*, ch. II, v. 11.
(3) *Lévitique*, ch. XII, v. 3 :
« Et au huitième jour l'enfant sera circoncis. »
Saint Luc, ch. II, v. 21 :
« Et quand les huit jours furent accomplis pour circoncire l'enfant. »
Saint Luc, ch. Ier, v. 59 :
« Et advint qu'au huitième jour ils vinrent circoncire le petit enfant. »
(4) *Exode*, ch. XII, v. 14 :
« Tout serviteur acheté par argent sera circoncis. »
(5) *Exode*, ch. IV, v. 12 :
« Lors Séphora prit une pierre très aiguë et trancha le prépuce de son fils..... »
(6) Josué, ch. V, v. 2 :
« En ce temps-là, le Seigneur dit à Josué : « Fais-toi des couteaux de pierre et
« circoncis pour la seconde fois les fils d'Israël. »
Josué, ch. V, v. 7.
(7) Le *Thalmud* comprend :
1° Le *Thalmud de Jérusalem*, qui est inintelligible pour les juifs eux-mêmes et qui n'est plus en usage ;
2° Le *Thalmud de Babylone* divisé en deux parties : la *Mischna*, due au rabbin Judas le saint, qui vivait à la fin du IIe siècle; et la *Genara*, sorte de commentaire achevé au VIe siècle par le rabbin Asser.
Le *Thalmud* fut publié à Venise en 1520 par Bomberg, imprimé à Amsterdam en 1744 et à Paris, en 1859. — Il a été traduit en français par l'abbé Chiarini (1831).

là bible, véritable code civil et religieux des juifs, donne sur la circoncision des renseignements beaucoup plus circonstanciés.

Cette opération est décomposable en trois temps :

1er *temps*. — On coupe le prépuce.

2e *temps*. — On déchire le reste, de manière à bien découvrir le gland.

(Il s'agit probablement là de l'incision de la muqueuse qui recouvre le gland, une fois que la peau est sectionnée.)

3e *temps*. — On suce le sang (1).

Cela fait, on applique sur la plaie une pommade au cumin. On peut employer aussi un mélange de vin et d'huile, et on enveloppe le gland jusqu'à la couronne.

D'après Abayé, la pommade dont on se sert pour le pansement doit être composée de 9 parties de graisse et de 1 partie de cire. On ajoute du cumin trituré.

Le troisième temps passait pour très important. Si l'opérateur public, l'*oumen*, ne suçait pas le sang suffisamment, il était regardé comme exposant l'enfant à la mort. C'était un motif de révocation.

La circoncision eut une telle importance dans la période biblique, qu'on lui attribuait fréquemment un sens figuré (2). Il y avait à côté de la circoncision physique, la circoncision morale (3).

Se faire circoncire, c'était faire alliance avec le Dieu des juifs (4).

Rester incirconcis, c'était un outrage fait à Jéhova, une menace à l'éternel (5).

Les *Machabées* (liv. Ier, ch. Ier, v. 15), qui laissèrent leurs enfants incirconcis, se retirèrent du saint testament, se joignirent aux nations étrangères et se laissèrent aller à mal faire.

Antiochus, qui faisait profession de paganisme, défendit la circoncision. Il tuait les femmes qui la pratiquaient à leurs enfants (6) ou les jetait en bas des murs de la ville « avec leurs enfants pendus à leurs mamelles ». Cette interdiction de la loi de Moïse lui paraissait constituer la plus grave des persécutions contre Israël.

Est-ce par dérision ou pour être agréable à l'éternel, que Saül exige de

(1) *La médecine du Thalmud de Babylone*, par le Dr Israel-Michël Rabbinowicz. Paris, 1880.

(2) *Deutéronome*, ch. X, v. 16 :

« Circoncisez le prépuce de votre cœur. »

Idem, ch. XXX, v. 6 :

« Dieu circoncira ton cœur. »

Actes, ch. VII, v. 8 :

« Gens incirconcis de cœur et d'oreilles. »

(3) *Jérémie*, ch. IV, v. 4 :

« Soyez circoncis au Seigneur, et vous, hommes de Judas, ôtez les prépuces de vos cœurs. »

Idem, ch. VI, v. 10, etc.

(4) *Judith*, ch. XIV, v. 6 :

« Achior.......... crut à Dieu, circoncit la chair de son prépuce et fut adjoint au peuple d'Israël........ »

(5) *Jérémie*, ch. IX, v. 25 :

« Voici, les jours viennent, dit le Seigneur, que je visiterai tout homme qui n'a pas le prépuce circoncis. »

(6) *Machabées*, ch. Ier, v. 51.

Idem, ch. Ier, v. 63.

David, pour lui donner sa fille en mariage, 100 prépuces de Philistins (1) ?
La circoncision était la condition indispensable au salut éternel (2).

Elle était et elle est restée un des fondements de la loi hébraïque, puisqu'après des siècles écoulés elle subsiste toujours.

A la période biblique, elle était absolument rationnelle. C'était évidemment la meilleure prophylaxie à opposer à la balano-posthite, à l'herpès génital, à la blennorrhagie et peut-être au chancre, non infectant et infectant, affections qui n'auraient pas manqué de se produire avec une fréquence inouïe chez un peuple misérable et nomade comme le peuple juif.

De l'épuisement général provoqué par l'onanisme. — Er (3), fils de Juda, fut marié à une femme nommée Thamar. Mais il devint *mauvais* (?) devant le Seigneur qui le tua.

Les textes bibliques permettent aisément de deviner que le crime dont Er s'était rendu coupable était la *masturbation*. Ce crime est en effet assimilé à celui d'Onan. Er s'épuisa et succomba. Cette mort fut regardée comme un châtiment divin.

Chez les juifs, il était d'usage, lorsqu'un homme mourait sans progéniture, que son plus proche parent devînt l'époux de sa femme. Tous les enfants qui naissaient de cette union appartenaient non pas au mari vivant, mais bien au mari mort.

Cette loi était profondément inique. Elle est une réminiscence mal comprise d'une coutume orientale qu'on trouve dans les *Vedas*, ou livres sacrés de l'Inde (4). Mais la tradition indienne était touchante et juste. Pour qu'un mort pût jouir de la félicité éternelle, son fils aîné devait faire sur son tombeau certains sacrifices. Si le défunt n'avait pas d'enfants, son plus proche parent se dévouait, allait vers sa veuve et la rendait enceinte. L'enfant appartenait au mort, et pouvait, par les sacrifices prescrits, assurer le bonheur de l'âme de son père fictif.

Dès que la veuve avait engendré, le parent qui avait accompli un devoir sacré reprenait sa liberté; ou si mieux lui plaisait de devenir l'époux de la femme qu'il avait connue, les enfants qui en naissaient ultérieurement lui appartenaient.

On ne comprend pas pourquoi la loi juive, qui avait adopté cette coutume, voulait que tous les enfants issus d'un tel mariage fussent regardés comme la progéniture du mort. C'était profondément injuste, car on enlevait le bonheur de la paternité à des hommes qui, par dévouement et respect de la famille, consentaient à devenir les époux des veuves de leurs parents.

Er mort, Juda dit à son second fils Onan (5) : « Entre à la femme de ton frère et aie sa compagnie, afin que tu suscites semence à ton frère. »

« *Et Onan connaissant que la lignée ne serait pas sienne quand il entrerait à la femme de son frère, il jetait sa semence en terre, afin qu'il n'y vînt pas des enfants du nom de son frère.* »

« Et par cette cause le Seigneur le frappa (?), car il faisait une chose *détestable.* »

Onan aussi périt d'épuisement; quoique la bible n'indique pas comment il mourut, cette hypothèse est la plus rationnelle qu'on puisse faire.

(1) *Des Rois*, ch. 18, v. 25, 26, 27, 28.
(2) *Actes des Apôtres*, ch. XV, v. 1.
(3) *Genèse*, ch. XXXVIII, v. 6 et 7.
(4) Voir JACOLLIOT, *La Bible dans l'Inde.*
(5) *Genèse*, ch. XXXVIII, v. 8 et suivants.

On sait la fin de la légende biblique.

Thamar, femme de Er, puis d'Onan, privée de progéniture et voulant quand même un enfant, se déguisa en courtisane et se mit sur le passage de Juda, son beau-père, qui, ne la reconnaissant pas, la rendit enceinte.

Rectite provoquée par la sodomie. — A la suite d'une guerre où Israël fut battu (1), les Philistins s'emparèrent de l'arche sacrée (2) et l'emportèrent en Azot. On la plaça dans le temple de l'idole Dagon, qui, rapporte la légende, fut renversée à terre et brisée par la seule présence de l'arche sainte (3).

« Or la main du Seigneur (4) s'alourdit sur les habitants d'Azot et les rendit malades.

« Et frappa ceux d'Azot et de ses limites en la plus secrète partie des fesses.

. . . .

« Et les hommes d'Azot voyant telle manière de plaie dirent que l'arche du Dieu d'Israël ne demeure plus avec nous, car sa main est dure sur nous. »

Devant cette calamité, on transporta hors la ville l'arche de l'Éternel.

« Et la main du Seigneur s'éleva contre toutes les cités en grande occision et frappait les hommes de toutes les villes, depuis le plus petit jusqu'au plus grand, et leurs conduits à purger le ventre s'enflaient et se pourrissaient, et ceux de Geth prirent conseil et firent pour eux *des sièges de peaux.* »

On expédia l'arche en Accaron; quoique cela, la main de Dieu continua à s'appesantir sur les Philistins :

« Et les hommes qui n'étaient pas morts étaient frappés en la partie secrète des fesses, et montait au ciel le cri d'une chacune cité. »

Quel était ce mal singulier et général ?

Il faut éloigner l'idée d'une entérite épidémique, d'une dysenterie. La maladie était localisée au rectum et à l'anus, ainsi que le démontrent l'expression « en la plus secrète partie des fesses », et la précaution que prennent les habitants de Geth, qui, conseillés par quelqu'un, connaissant probablement l'affection dont ils étaient frappés, se fabriquent des sièges spéciaux avec des peaux de bêtes.

Étant admis que le mal des Philistins avait son siège au rectum, deux hypothèses sont en présence :

Ou bien il s'agissait là d'*une affection hémorrhoïdaire ou bien d'une rectite spéciale.*

La plupart des commentateurs admettent l'existence de la première de ces affections. Mais rien dans la traduction littérale du texte hébreu ne permet une telle interprétation. De plus, il est singulier de voir une *épidémie d'hémorrhoïdes* s'abattre sur un peuple, et frapper depuis le plus petit jusqu'au plus grand. Ces motifs me paraissent suffisants pour récuser ce diagnostic.

Reste celui de *rectite* qui, à mon avis, est tout à fait vraisemblable.

Les Philistins, de même que les Cananéens, les Sidoniens, les Samaritains, les Héviens pratiquaient le culte de *Baal Péor* et d'*Astarté* ou *Astaroth*.

Baal Peor était une sorte de priape dans le temple duquel se prostituaient les jeunes filles.

Astarté était une divinité des Phéniciens et des Syriens qui correspondait

(1) *Des rois*, ch. IV.
(2) *Idem*, ch. V.
(3) *Idem*, ch. V, v. 4, 5 et suivants.
(4) *Idem*, ch. V, v. 6 et suivants.

à la *Vénus Céleste* ou *Vénus Uranie* des Grecs. C'était la personnification de l'amour platonique. Son temple le plus célèbre était à Hiéropolis.

Baal Peor et Astaroth n'étaient qu'une vague réminiscence du culte asiatique de Vénus. Ce culte se pratiquait dans certains temples voués à la procréation. Peu à peu ces endroits sacrés se transformèrent en véritables maisons de débauche. L'argent offert à la divinité pour obtenir une nombreuse progéniture devint un tribut payé au libre exercice de la prostitution.

Le même changement se produisit dans le culte d'Astarté, tout platonique à l'origine. Les prêtresses de cette divinité devinrent de vulgaires femmes publiques spécialement affectées au service des étrangers.

Plus tard, la débauche fut telle que les hommes adoraient eux-mêmes Baal-Péor, c'est-à-dire se livraient à la sodomie pendant que les femmes se vouaient au culte d'Astarté. La sodomie était répandue dans tous les peuples orientaux voisins d'Israël. Ce dernier s'y adonna à plusieurs reprises, malgré la loi de Moïse et les châtiments terribles qui menaçaient ceux qui la transgressaient.

Pourquoi en présence de ces faits ne pas admettre que la maladie des Philistins n'a été qu'une *rectite due à la sodomie* ?

Cette affection a pris tout à coup une extension considérable, à l'occasion d'une grande victoire gagnée par ce peuple, qui, grisé du succès, a donné un libre cours à ses passions monstrueuses.

Les prêtres, pour calmer la colère céleste, conseillèrent aux Philistins de rendre l'arche, avec des présents au peuple d'Israël. « Selon le nombre des provinces des Philistins (1), vous ferez cinq culs d'or..., parce que la plaie a été pareille à vous tous et à vos princes, et ferez la similitude de vos fesses..... et donnerez gloire au Dieu d'Israël, pour voir si par aventure il relèvera sa main de sur vous. »

C'est ce que firent les Philistins. L'arche de Dieu traînée par deux vaches, rentra en Israël en passant par Beth-Schémesch, dont les habitants furent frappés en grand nombre de la même maladie.

Ajoutons, pour montrer combien les passions honteuses faisaient à cette époque des progrès rapides parmi les peuples, qu'Israël, malgré le terrible exemple des Philistins, s'adonna plus que jamais au culte de Baal et d'Astarté. Peut-être les Philistins favorisaient-ils sa débauche dans un but de domination.

Quant à la nature de la rectite des Philistins, il est permis de supposer qu'il s'agissait d'une *rectite proliférante*, qui est la maladie par excellence des sodomistes passifs (2).

De la spermatorrhée et de la blennorrhagie.— Quoi qu'on en ait dit, Moïse a parfaitement différencié, dans le *Lévitique* (3), la *spermatorrhée* de la *blennorrhagie*. Les purifications différentes qu'il a prescrites pour l'une et pour l'autre indiquent clairement qu'il ne leur attribuait pas la même gravité et la même nature.

Je ne comprends pas pourquoi certains auteurs, en particulier Astruc (4) et B. Bell (5), ont prétendu que les Hébreux n'avaient pas la blennorrhagie,

(1) *Des rois*, ch. VI, v. 5 et suivants.
(2) Hamonic, *Thèse de Paris*, 1885.
(3) Ch. XV.
(4) *Traité des maladies vénériennes*, 1777.
(5) *Traité de la gonorrhée virulente et de la maladie vénérienne*, traduction par Ed. Bosquillon, Paris, an X (1802).

et n'ont voulu trouver dans les versets du *Lévitique* que les signes exclusifs de la spermatorrhée.

Je suis au contraire porté à croire, avec Anglada (1), que la blennorrhagie tenait, dans la pathologie des Juifs, une place plus grande que dans la nôtre, étant données l'influence du climat sous lequel ils vivaient, leur mauvaise hygiène et leur incontinence certifiée par l'histoire. Rollet a prétendu avec raison que la circoncision fut imaginée pour prévenir cette maladie ou du moins une de ses formes, la balano-posthite (2).

Le chapitre XV du *Lévitique* désigne par deux mots différents la *spermatorrhée* et la *blennorrhagie*. Au verset 2, il est fait mention d'un *écoulement*, traduction littérale du mot hébreu *Mizobo*. Au verset 16, le mot *Chighboth* signifie *émission, éjaculation*.

Il est vrai que la version grecque des Septantes a traduit le mot *Mizobo* par ρέον γόνον, et la vulgate latine par *fluxum seminis*. Mais c'est un contresens.

Dans le verset 2, il s'agit d'un écoulement pathologique, d'une *gonorrhée* suivant la traduction de la plupart des bibles juives et protestantes, tandis que le verset 16 se rapporte à la pollution involontaire ou *spermatorrhée*. C'est aussi l'opinion de E. Bassereau (3).

Moïse savait parfaitement que la première de ces deux affections était très contagieuse, puisqu'il déclare impurs le lit, les vêtements, la chair, les sièges et les divers objets dont fait usage le blennorrhagien (4). Celui-ci, une fois guéri, devait encore attendre sept jours avant le sacrifice de purification qui lui permettait de reprendre ses rapports sociaux.

L'individu atteint de pollution involontaire devait purifier par l'eau son corps et tout ce qu'il avait touché. Mais il n'était déclaré impur que jusqu'au soir (5).

« Si une femme a couché avec un tel homme, ils se laveront l'un et l'autre et seront impurs jusqu'au soir (6). »

Le *Thalmud* nous fournit des renseignements très intéressants à ce point de vue.

Dans le *Traité du Schabbath* (fol. 33), on lit qu'il existe trois sortes de gonflements (*hydrocan*) des organes génitaux : celui qui vient par suite de la *sorcellerie*, celui qui tient à l'*inanition* et celui qui est la conséquence de la *fornication*. Dans ce dernier cas, le pénis est dur et résistant comme *un muscle contracté*.

N'est-ce pas là l'*érection* exagérée et involontaire provoquée par la blennorrhagie ?

Le gonflement dû à l'inanition n'est probablement qu'un œdème scrotal et pénien de nature cachectique.

Rab Oschia dit que l'homme qui s'abandonne à la fornication contracte des *plaies* et le *Hydrocon* (gonflement). Rab Nahaman, fils d'Isaac, dit : Le *Hydrocon* est le signe de la fornication (7).

<hr>

(1) *Étude sur les maladies éteintes et les maladies nouvelles.* Paris, 1869.
(2) Des anciens foyers de la syphilis et de l'origine américaine de l'épidémie du XVe siècle (*Ann. Dermat. et Syph.*, 1882, t. III, n° 2, p. 35).
(3) Origine de la syphilis (*Thèse de Paris*, 1873).
(4) *Lévitique*, ch. XV, v. 4 et suivants.
(5) *Lévitique*, ch. XV, v. 16 et 17.
(6) *Idem*, ch. XV, v. 18.
(7) Rabbinowicz, *La médecine du Thalmud*, 1880.

Peut-être s'agit-il ici de l'œdème pénien consécutif aux ulcérations simples ou spécifiques de la région balano-préputiale.

Les auteurs du *Thalmud* ont parfaitement différencié la blennorrhagie de la spermatorrhée. L'homme atteint de cette dernière maladie était déclaré *Zab*.

Pour savoir si l'écoulement est dû à la spermatorrhée ou à une autre cause, on examine l'individu de sept manières différentes : on s'informe de ce qu'il a mangé, de ce qu'il a bu, s'il a porté un fardeau, s'il a sauté, s'il est atteint d'une autre maladie, s'il a vu une femme ou s'il a pensé à elle (*Perek*, II, Rabbinowicz).

Le *Keri* est l'écoulement précédé d'érection. C'est la *pollution nocturne*, pouvant, chez tout homme, être provoquée par un rêve libidineux. Elle ne rend pas *Zab* ou impur. Mais si l'écoulement spermatique n'est pas précédé d'érection *(Zibah)*, on est impur.

On voit par là que le *Thalmud* sépare la pollution involontaire consécutive à une érection et provoquée par une pensée ou un rêve, de l'écoulement involontaire de sperme, survenant même lorsque le pénis est flasque, ce qui constitue la véritable spermatorrhée.

D'un ulcère spécial qui était peut-être notre chancre simple. — Il existe en Orient, depuis la plus haute antiquité, une maladie nommée *le feu persan*, parce qu'elle est très commune chez les Perses. Cette affection est caractérisée par un ulcère qui correspond exactement à l'*anthrax* ou *charbon* dont il est fait mention dans les définitions médicales attribuées à Gallien. L'auteur apocryphe de ce livre définit l'anthrax : un *ulcère rongeant*, semblable à une *brûlure*, accompagné de *fluxion*, quelquefois de *bubons* et de *fièvre*.

Il serait difficile de ne pas voir dans ces quelques lignes les traits cliniques essentiels qui caractérisent le chancre simple.

Rien ne rappelle la syphilis dans ce tableau succinct, et Swediaur a eu tort d'assimiler à cette dernière affection le feu persan, et d'en conclure que la vérole avait de tout temps existé dans l'Inde (1).

Le célèbre Léonicenus a du reste parfaitement différencié le *charbon* ou *anthrax* du *chancre syphilitique* (2).

D'après Paul d'Egine, Rhasos, Gallien, dit-il, le *feu sacré* ou *feu persique* ou *charbon* est un ulcère rongeant, couvert d'une eschare, qui débute par une petite pustule analogue à une brûlure, et pouvant manquer. D'abord le malade éprouve des démangeaisons. D'autres pustules du volume d'un grain de mil peuvent survenir. Il en résulte des ulcérations gangréneuses semblables à celles de brûlures profondes. La croûte qui les recouvre est brune noirâtre. Elle adhère à sa base et y est clouée pour ainsi parler. Autour, la chair est rouge et luisante comme l'asphalte et la poix.

Cette maladie diffère du *mal français* (ou syphilis) par l'absence de beaucoup de symptômes appartenant exclusivement à ce dernier et par l'existence dans le mal français de pustules plus volumineuses qu'un grain de millet, et enfin par la fièvre très aiguë et quelquefois mortelle qui accompagne le charbon, ainsi que le dit Gallien (lib. XIV, art. *Curat.*, et lib. *De tumor. præt. nat.*), et Rhases, 13 cont.

Le mal français, ajoute Léonicenus, diffère surtout du feu persique, en ce

(1) SWEDIAUR, *Traité complet des maladies vénériennes.* Introduct., p. 41, Paris, 1798.

(2) *De lue gallica,* 1497.

que cette maladie n'est pas accompagnée de fièvre ou que la fièvre y est à peine sensible.

On peut rapporter la description qui précède au *chancre simple*, à l'*herpès chancreux*, à l'*herpès enflammé*, à l'*ecthyma*, à la *pustule maligne*, à l'*anthrax*, aux *diabétides ulcéreuses et aux scrofulides*.

Il est évident que sous la même rubrique on a compris des lésions locales offrant un aspect objectif assez identique, mais absolument différentes dans leur nature intime.

Le *feu persique* était caractérisé par un *ulcère rongeant*, et ce n'était pas de la syphilis. Ces deux conclusions me paraissent irréfutables.

Il est probable que le *chancre simple* tenait une large place dans le groupe d'ulcères auxquels se rapportait cette dénomination, car le *feu persique* survenait surtout comme conséquence de la fornication. Son siège de prédilection était aux organes génitaux, et, au dire de Benjamin Bell (1), il lui arrivait quelquefois de *consumer la totalité du gland*. De là son nom.

La bible est muette sur le *feu persique*; mais il est permis de supposer que cette affection existait chez les Hébreux. Souvent il est fait mention de plaies. Malheureusement aucune description clinique ne permet de fonder une supposition vraisemblable.

Mais Josèphe, l'historien du peuple juif (2), raconte qu'Appion, le calomniateur des Israélites, mourut dans des douleurs atroces, d'un ulcère phagédénique de la verge.

C'est en vain qu'on essaya de l'arrêter en le circonscrivant par des incisions.

Le même auteur prétend qu'Hérode, roi des Juifs, périt épuisé par les convulsions que déterminait une terrible maladie des organes génitaux. Ceux-ci étaient putréfiés et rongés par les vers (3).

L'histoire ecclésiastique attribue le même sort à Galerius Maximianus (4).

Mais l'observation de feu persan la plus remarquable et la plus connue est celle du solitaire Héron (5).

Celui-ci s'étant adonné à une prostituée prit *un anthrax du gland*, qui lui rongea les parties génitales.

DE LA SYPHILIS.

J'aborde ici la question la plus délicate de mon étude, celle qui a donné lieu aux contestations les plus vives.

Les Hébreux ont-ils connu la syphilis ?

Malgré les réponses négatives que n'ont pas hésité à faire bien des syphiligraphes dont je respecte la grande autorité, je vais essayer de donner à mon humble opinion qui diffère essentiellement de la leur à ce point de vue, l'appui de la Bible elle-même.

Mais avant tout, qu'on me permette d'établir la liste des écrivains qui se sont plus ou moins occupés de ce sujet.

(1) *Loc. cit.*
(2) *Hist. judaic.*, lib. XIV, cap. VIII.
(3) *Loc. cit.*, lib. XIV, cap. VIII.
(4) *Hist. ecclés.*, lib. VIII, cap. XVI.
(5) *Histoire des solitaires*, écrite par PALLADE, ou *Histoire lausiaque*, ch. XXXIII.

Pendant longtemps la généralité des médecins se déclara en faveur de l'origine américaine de la syphilis. Cette doctrine encore aujourd'hui est défendue par des hommes éminents. Elle perd cependant du terrain chaque jour, grâce surtout aux découvertes et aux observations faites par l'anthropologie.

La théorie de l'apparition subite de la syphilis dans l'ancien continent à une époque déterminée, a semblé, de tous temps, difficile à soutenir à ceux même qui s'en montraient partisans, et qui n'ont jamais établi positivement quelle voie avait suivie cette maladie pour arriver jusqu'à nous.

Maynard (1) arrangeait les choses en disant que la syphilis était une transformation de la lèpre. Cette opinion parut plausible à beaucoup de médecins qui l'adoptèrent plus ou moins. Tels furent Paracelse (2), Sebastien dell' Aquila (*Aquilanus*), Vogel, Mansa, Chevalier, Lagneau, Autenrieth, Weatherhead, Dieterich, Choulant, Neumann, Simon (cités par A. Hirsch), Ch. Bœrsch (cité par Anglada), etc., etc.

Cette théorie aujourd'hui insoutenable, résulte évidemment d'une confusion diagnostique entre les accidents locaux de la lèpre et ceux de la syphilis. Elle n'a guère plus de valeur que celle de Heine (3) qui regardait la vérole comme issue de la pourriture d'hôpital. Mais elle prouve que les anciens sentaient combien il est illogique de nier l'existence d'une maladie à une époque où on en ignorait la nature, et où par suite elle prêtait aux plus grandes confusions.

Astruc (4) se déclara contre l'existence de la syphilis à l'époque biblique. Gruner (5) fut d'abord de cet avis, puis en 1789 il pencha avec Hensler (6) vers une croyance diamétralement opposée (7), pour embrasser en 1793 un nouveau système, et affirmer que la maladie vénérienne fut apportée en Italie par les Marranes, juifs clandestins chassés d'Espagne par Ferdinand le Catholique en 1493 (8).

Une telle variabilité d'opinions chez un auteur des plus compétents en la matière indique que le problème de l'origine de la syphilis était loin d'être résolu même au moment où on croyait le plus en avoir fait la démonstration.

Sprengel (9) regarda la vérole comme n'ayant pas existé dans l'antiquité. Pour lui ce serait une dégénérescence du yavvs ou pian (10).

C'est aussi à peu près ce que croyait Sydenham, qui assignait à cette maladie, l'Afrique comme lieu initial d'origine.

Haller (11), Plenk, Thierry, Allemand, Howard, etc., se montrèrent favorables à cette doctrine.

(1) *Luisinus aphrodisiacus sive de lue venerea*. Lugduni Bataviorum, 1728.
(2) *Grose Wundarzney*. Basel, 1581.
(3) *Beitrage zur Lehre von der Syphilis*. Wurzbourg, 1874.
(4) *Traité des maladies vénériennes*. 1777.
(5) GRUNER, *Aphrodisiacus sive de lue venerea in duas partes divisus quarum altera continet ejus vestigia in veterum auctorum monumentis obvia, altera quos Aloysius Luisinus temere omisit scriptores*. Iena, 1789.
(6) HENSLER, *Geschichte der lustsenche*. Altona, 1783.
(7) Préface du *Supplément à l'Aphrodisiacus* d'ALOYSIUS LUISINUS. 1789.
(8) GRUNER, *Morbi gallici originæ maranicæ*. Iena, 1793.
(9) *Histoire de la médecine*. 1794.
(10) Dissertation dans le tome III des *Mémoires pour servir à l'histoire de la médecine*.
(11) *Bibliotheca medicinæ praticæ*, t. Iᵉʳ, p. 474.

Citons encore dans la période contemporaine les noms de Gauthier (1), de Lancereaux (2), de Rollet (3), de Belhomme et Martin.

Je transcris les lignes suivantes que je trouve dans le traité de ces deux derniers auteurs :

« Nous devons donner, pour être impartiaux, tous les arguments sur lesquels s'appuient les antiquistes et citer en première ligne la maladie de Job qu'on a supposé atteint de syphilis à cause des croûtes qui couvraient son corps et des ulcères qui le rongeaient. Le *Lévitique* dit qu'il était atteint de lèpre ; la lèpre, mieux encore que la syphilis, n'explique-t-elle pas son état. » (4)

Je serais heureux de savoir dans quel verset du poème de Job il est parlé de *croûtes*, et dans quel passage du *Lévitique* il est dit que Job était atteint de la lèpre.

Avant de porter un jugement quelconque sur les livres bibliques faudrait-il au moins les avoir lus.

Aux noms qui précèdent, je puis opposer les suivants qui appartiennent aux principaux auteurs dont l'opinion a été en faveur de l'existence de la syphilis aux périodes les plus reculées :

Jean de Piéda (5), François Vatable (6), Jacques Bolbuc (7), Don Augustin Calmet (8), Ulrich de Hutten (9), Benjamin Bell (10) qui écrit : « Je pourrais donner quantités de preuves qu'elle (la syphilis) a été parfaitement connue dans l'ancien continent et qu'elle a régné *chez les Juifs*, les Grecs, les Romains et leurs descendants longtemps avant la découverte de l'Amérique » (11).

A ces noms ajoutons ceux de Montesorus, de Sébastien d'Aquilée, de Paul Sorbait, de Cocchi, etc., qui ont prétendu que la syphilis a été masquée chez les Hébreux par la lèpre avec laquelle on la confondait, opinion très soutenable du reste. Bosquillon (12), dans une note de sa traduction de l'ouvrage de B. Bell, se range au même avis, faisant remarquer que la lèpre a en partie disparu en Europe dès le moment où la syphilis a été connue.

Pierre Desault (de Bordeaux) (13) a guéri par le mercure administré jusqu'à salivation, des malades regardés comme des lépreux et qui probablement étaient des syphilitiques.

Raimond (14) conclut que la lèpre ne diffère pas de la vérole, et que dans l'antiquité ces deux affections se sont confondues, l'une dans l'autre. Il a eu

(1) GAUTHIER, *Nouvelles recherches sur l'histoire de la syphilis*. Paris, 1842.
(2) *Traité historique et pratique de la syphilis.*
(3) *Loc. cit.*
(4) BELHOMME et MARTIN, *Traité théorique et pratique de la syphilis*. Paris, 1876.
(5) Commentaire sur le chapitre II de *Job*.
(6) Annotations sur le *Livre de Job*, chapitre II.
(7) Commentaire sur le chapitre XXX de *Job*.
(8) *Dissertation sur la maladie de Job.*
(9) *Des vertus médicinales du gayac, et de la vérole.*
(10) *Traité de la gonorrhée virulente et de la maladie vénérienne.* (Traduction de Bosquillon.) Paris, an X (1802).
(11) Volume II, page 10.
(12) *Traité de la gonorrhée virulente*, par B. BELL, traduction de Bosquillon. Paris, 1802.
(13) *Dissertation sur les maladies vénériennes.* Paris, 1738.
(14) Dixième des observations nouvelles et intéressantes qui suivent son *Traité des maladies qu'il est dangereux de guérir*. Avignon, 1757.

effet obtenu aussi de brillants succès en traitant certains lépreux par le mercure. Maddox Tilley (1) affirme que la vérole a existé de tout temps.

Simon (2) admet la spécificité des écoulements uréthraux des Hébreux. A son époque la doctrine de l'unicisme régnait en maîtresse.

Sa déclaration implique donc l'idée de l'existence de la syphilis chez le peuple juif.

Rosenbaum (3) a employé sa vaste érudition à la démonstration de l'antiquité de la syphilis.

D'après ce savant, dans les périodes bibliques, cette maladie ne prit un développement intense que lorsque des circonstances spéciales en favorisèrent l'accroissement. En dehors de ces cas, elle demeura plus ou moins latente. La débauche, le climat, le génie épidémique furent les principaux facteurs de son extension et de sa gravité.

Les bains, la propreté, la circoncision, l'épilation des organes génitaux en arrêtèrent au contraire le progrès.

Pour Rosenbaum, la syphilis sévit avec une violence inouïe vers la fin du XVe siècle, c'est-à-dire à l'époque où les partisans de la doctrine de l'importation américaine en font remonter l'origine primitive, grâce à l'influence du génie épidémique *exanthematico-typhoïde* qui régnait alors avec une grande puissance, et qui dans le midi de l'Europe, sous la forme de typhus pétéchial faisait des victimes nombreuses. Plus près de nous, Jullien (4), quoique n'osant pas se prononcer franchement, pense que les Hébreux étaient syphilisés.

« Beaucoup d'auteurs, dit-il, veulent que la syphilis ait compté parmi les fléaux dont Dieu frappa les Hébreux pour les punir d'avoir adoré Baal Péor, sorte de dieu Priape des Moabites. C'est là un problème bien difficile à résoudre. Mais sans aller si loin, sans croire avec Guy Patin que David et Salomon aient souffert d'accidents syphilitiques, on ne saurait nier que la maladie de Job ne présente de nombreux rapports avec le mal dont nous nous occupons et que d'autre part le passage suivant du *Lévitique* (chap. XV relatif à une maladie honteuse ne donne sérieusement à réfléchir : « *Et tunc judicabitur huic vitio subjacere* cum per singula momenta adhœserit carni ejus atque concreverit fœdus humor. »

A mon avis, M. Jullien choisit mal ses preuves. Job, ainsi que nous le verrons plus tard, a eu une maladie *absolument différente de la vérole*, et le passage du *Lévitique* ne signifie pas grand chose au point de vue nosologique. Par contre, en étudiant les livres bibliques on trouve bien d'autres preuves de l'antiquité de la syphilis.

Pour clore cette liste déjà trop longue, signalons les noms de Cazenave (5) et de Follin (6). Ce dernier, après un excellent exposé historique de la syphilis, admet que cette affection a existé de *toute antiquité* quoiqu'il ne trouve rien d'absolument probant dans les livres sacrés. J'en ai assez dit

---

(1) *A practical treatise on diseases of the genitals of the male.* London, 1829.

(2) *Versuch einer Kritischen geschrichte der Verschiedenartigen besonders unreinen Behaftungen der geschlechtstheile.* Hambourg, 1830-1831. 2 vol. in-8°.

(3) *Die Lustseuche in Alterthum.* Halle, 1839. — *Histoire de la syphilis dans l'antiquité,* traduction par Santlus. Bruxelles, 1847.

(4) *Traité pratique des maladies vénériennes.* Paris, 1886.

(5) *Traité des syphilides.* 1843.

(6) *Éléments de pathologie externe,* t. Ier, p. 605.

pour laisser entrevoir la divergence des opinions au sujet de l'existence de la vérole chez les Hébreux aux époques bibliques.

On voit que cette question si controversée se confond intimement avec celle de l'origine ancienne ou moderne de cette maladie. Si on se range à la première de ces deux doctrines il est tout naturel de supposer que les Hébreux ont connu la syphilis. Si on adopte la seconde, cette hypothèse devient absolument irrationnelle.

Or, aujourd'hui, l'anthropologie a donné son puissant appui aux partisans de l'origine ancienne en montrant sur des squelettes préhistoriques des traces indéniables d'altérations syphilitiques.

C'est là une démonstration irréfutable. Il est vrai qu'on peut discuter la nature des lésions trouvées sur la plupart des pièces. Quelques-unes cependant sont tellement typiques qu'il est impossible de les récuser. Citons, entre autres, le tibia du dolmen de Léry (Eure) qui est au Muséum, et celui du dolmen de Maintenon (Eure-et-Loir), qui figure au Musée d'anthropologie.

« La syphilis préhistorique n'est pas douteuse, mais elle est rare (1). »

Je pourrais encore, au même point de vue, trouver des arguments très puissants dans les altérations des dents et les lésions rachitiques des os découverts dans diverses fouilles. Mais je m'écarterais trop de mon sujet.

Une des causes essentielles de l'obscurité des vieux écrits qui se rapportent plus ou moins aux affections vénériennes, me paraît résider dans les confusions incessantes que faisaient les anciens médecins entre la syphilis et d'autres affections, et dans l'importance qu'ils attribuaient à des symptômes en réalité insignifiants, mais que dans leur ignorance de la nature intime de la maladie, ils regardaient comme caractérisant cette dernière.

Nous voyons, par exemple, au xviiie siècle, la vérole être décrite sous des rubriques très diverses. Les observateurs d'alors pensaient qu'il s'agissait là d'affections absolument différentes. Frappés par la prédominance de tel ou tel phénomène, ils ne saisissaient pas la relation qui unissait entre eux les accidents présentés par le malade, et ne comprenaient pas par suite, que si la syphilis offre des formes cliniques variables, elle est néanmoins une et indivisible dans son essence.

Le mal de sainte Euphémie (2), *le Pian de Nérac* (3), *la maladie de Chavanne-Lure* (4), *le mal de Brunn* (5), *la Facaldina* (6), *la maladie de Fiume ou scherliévo* (7), *le sibbens d'Ecosse* (8), *la Radezyge* (9), *la maladie de la*

(1) Le Baron, *Lésions osseuses de l'homme préhistorique* (Thèse de Paris, 1881).
(2) Jean Bayer, *Acta nat. cur.*, t. III. — Ozanam, *Traité des maladies épidémiques.*
(3) Joseph Raulin, *Sur un mal contagieux qui a beaucoup de rapport avec la maladie des nègres appelée le Pian, qui s'est manifesté à Nérac vers le commencement de juin de l'année 1752. 1775.*
(4) Flamand, *Journal complémentaire du dictionnaire des sciences médicales,* t. V, p. 134.
(5) Thomas Jordan, *Bruno gallcii seu luis novæ in Moravia exortæ descriptio.* Francfort, 1578.
(6) Zecchinelli, *Giornale della più recente lettera medica.* — Ozanam : *Loc. cit.*
(7) Cambieri, *Storia della malat. di Scherlievo.* Rapport en 1800. — Ozanam, *Loc. cit.*, t. IV, p. 282. — *Rapport sur le scherliévo fait par M. Double à la Société de médecine de Paris (Journal de médecine,* de Sédillot, t. XLII). — Dr Michahelles, *Étude sur le scherliévo.* 1833.
(8) Gilchrist, *Physical and litterary essays of Edimburg.* 1771. — B. Bell, *Loc. cit.*
(9) Bœck, *Traité de la Radezyge.* Paris et Christiania, 1860.

baie de Saint-Paul (1) (ou *lusta cruo*, mal de chicot, mal des éboule-
ments, mauvais mal, vilain mal, gros mal... etc.), *les boutons d'Amboise* (2),
lepian ou *jaws* ou *fralexsia* ou *bubas* ou *gallao* (3) ont été regardés comme
des maladies distinctes et isolées. Et cependant toutes les descriptions se rapportent à une affection unique, la syphilis, ainsi que l'a montré J. Rollet (4).

Une autre difficulté très grande surgit quand on cherche à élucider la question de l'existence ou de la non-existence de la syphilis chez les Hébreux.
Chaque fois que les livres sacrés parlent d'une affection contagieuse, ils le
font en termes vagues et métaphoriques, qui voilent les caractères cliniques
exacts qu'on cherche à découvrir. Il devient donc très difficile de tirer d'un
langage toujours obscur et orné de merveilleux, une preuve irrécusable de
l'existence de la syphilis.

La description précise et nette d'une manifestation spécifique suffirait évidemment pour lever tous les doutes.

Mais, à l'époque biblique, l'anatomie pathologique était moins que rudi-
mentaire, et on ne trouve dans les livres sacrés aucune relation précise des
lésions morbides superficielles ou profondes, sauf, cependant, à propos de la
lèpre, que les Hébreux connaissaient assez bien.

Aussi, à chaque instant le terme vague et confus de *plaie* est-il employé
sans explication pour exprimer des maladies fort différentes.

Est-ce à dire qu'on doive renoncer à rechercher si la syphilis existait chez
les Hébreux ?

Je ne le pense pas.

On peut en effet diagnostiquer une maladie par deux procédés. Ou bien en
cherchant et en constatant un symptôme pathognomonique ; ou bien en grou-
pant en un faisceau, en un *syndrome* qui finit par avoir une valeur quasi pathognomonique, divers phénomènes convergeant tous vers la même diagnose.

La découverte d'un seul sarcopte sous l'épiderme d'un individu est un signe
absolu de la gale. Mais on peut, sans voir l'arachnide, établir positivement
le même diagnostic, et le déduire d'un ensemble symptomatique, d'une série
de phénomènes parfaitement concordants entre eux que nous savons, grâce à
l'expérience fournie par la clinique, être la conséquence de la présence du
sarcopte de la gale.

Le premier de ces deux procédés scientifiques, basé sur l'anatomie pathologique, offre une certitude parfaite. Je dois y renoncer ici. Nulle part dans la
Bible on ne trouve une description nette du chancre infectant ou d'un autre
accident spécifique. Mais le second procédé me reste, et quoique sa valeur
soit moindre, elle est néanmoins suffisante pour permettre une conclusion
scientifique qu'on ne peut taxer d'hypothétique.

Pourquoi la Bible, cette immense encyclopédie, reste-t-elle muette sur les
caractères objectifs des lésions qu'elle signale ?

Je crois qu'il ne faut pas accuser les écrivains sacrés d'ignorance. Moïse
surtout était un grand médecin, et possédait une science des plus étendues.

Mais à l'époque biblique, les prêtres détenaient non seulement la puissance
sociale et religieuse, mais aussi les traditions scientifiques et les secrets de
la médecine.

(1) ADAMS, *Observat. on morbid poisons.* — SWEDIAUR, *Traité des maladies vénériennes*, t. II.
(2) BONTIUS, *Medicina Indorum.* Lugd. Batav., 1718.
(3) Voir *Dictionnaire pratique de médecine et de chirurgie*, art. PIAN.
(4) ROLLET, *Recherches cliniques et expérimentales sur la syphilis.* Paris, 1861.

Grâce à cela, ils dominaient le peuple qu'ils se gardaient bien d'instruire, pour ne perdre aucune parcelle de leur pouvoir moral et intellectuel. Leur force résidait dans leur savoir, et dans l'ignorance de la nation.

La profession de prêtre était monopolisée par certaines tribus dont celle de Lévi était une des plus importantes. Les traditions nécessaires à l'exercice de cette haute fonction étaient transmises verbalement, et ne sortaient pas du cercle restreint des initiés.

Les prêtres formaient donc une caste unie et isolée dont les jugements -étaient sans appel, et qui se protégeait derrière l'idée religieuse, puissance morale d'autant plus forte que le peuple est moins instruit et par suite moins sceptique.

Lorsqu'un Hébreu était atteint d'une maladie contagieuse, il devait se soumettre à l'examen du prêtre, qui posait le diagnostic et prescrivait la purification nécessaire.

Le silence de la Bible sur les caractères cliniques des maladies ne me paraît pas avoir d'autre cause que cet égoïsme dominateur d'un groupe privilégié qui ne voulait pas diffuser les notions scientifiques dont il tirait en partie sa puissance.

Certaines preuves, a-t-on dit, semblent démontrer que la syphilis n'existait pas chez les Hébreux. Ainsi Manou, contemporain de l'époque biblique, parle dans ses lois de la lèpre blanche, de l'éléphantiase et des pertes séminales, mais il n'y est pas question des maladies vénériennes. Bassereau (1) s'appuie sur ce fait pour récuser la syphilis comme existant à cette époque.

Il est vrai que Manou ne parle pas non plus de la blennorrhagie, et cependant Bassereau en admet l'ancienneté.

Manou était législateur plus que médecin. Dans ses lois, il s'occupe des courtisanes, des passions monstrueuses, des causes des impuretés, etc., mais il n'entre que très peu dans les détails techniques médicaux.

De fait, les mœurs des Hébreux furent, à plusieurs reprises, singulièrement relâchées. Malgré les châtiments sévères de la loi de Moïse, Israël s'adonna souvent aux excès les plus honteux, et imita le pernicieux exemple de Sodome et Gomorrhe (2).

Le chapitre XVIII du *Lévitique*, qui défend le coït entre parents directs, la sodomie, la bestialité, etc., donne une idée de sa dépravation.

Moïse s'est toujours, cependant, opposé à la prostitution légale.

« Il n'y aura aucune prostituée parmi les filles d'Israël, et il n'y aura aucun prostitué parmi les fils d'Israël » (3).

Mais, fréquemment, cette loi fut transgressée. Il est à remarquer que la plupart des filles publiques auxquelles s'abandonnèrent les Hébreux étaient de nationalité étrangère. Telles furent les Moabites, qui leur communiquèrent la fameuse maladie du Baal Péor, dont je vais m'occuper bientôt (4).

Plus tard, les filles et les fils d'Israël se livrèrent ouvertement à la prostitution (5).

La vingtième année du roi d'Israël Jéroboam, Asa qui régna sur Juda et qui était droit aux yeux de l'Éternel, supprima les prostitués hommes qui

---

(1) Origine de la syphilis (*Thèse de Paris*, 1873).
(2) *Genèse*, ch. XIX. — *Idem*, ch. XX, v. 10 ; ch. XXI, v. 9.
(3) *Deutéronome*, ch. XXIII, v. 17.
(4) *Nombres*, ch. XXV, v. 1 et suiv.
(5) *Juges*, ch. II, v. 25. — *Idem*, ch. II, v. 22.

exerçaient à la vue de tous leur ignoble métier, et enleva la dignité de reine à sa mère Maaca, qui avait élevé une idole à Astarté (1). J'ai déjà dit ce qu'était cette divinité.

Ces mesures furent insuffisantes, et son fils Josaphat fut obligé de sévir encore contre les hommes prostitués (2).

Les hétaïres ont toujours été et sont encore très superstitieuses. La bible nous les montre se baignant dans le sang d'Achab, roi de Samarie, blessé à mort dans une expédition contre les Syriens (3).

Jéhu attaqua la ville de Jizréel, où Jésabel se livrait à une prostitution éhontée (4). Celle-ci mit du fard aux yeux, se fit aussi belle que possible, et, se penchant à la fenêtre, elle essaya par des signes d'attirer le vainqueur chez elle. Jéhu la fit précipiter dans la rue, où elle fut dévorée par des chiens (5).

On trouve dans les *Proverbes* une description pleine de vérité, et prise sur le vif de la fille publique :

« Pleine de langage et vagabonde, impatiente du repos et n'ayant pas la puissance de se contenir en la maison. »

« Faisant le guet tantôt dehors, tantôt dans les rues et carrefours. »

« Et prenant le jouvenceau, là le baise et d'un visage effronté lui dit :

« Je suis sortie au-devant de toi... J'ai couvert mon lit de tapis peints d'Egypte ; »

« J'ai arrosé ma couche de mirrhe et d'aloès et de cynamome et de canelle ; »

« Viens, énivrons-nous des mamelles et prenons la jouissance des embrassements désirés jusqu'à ce que le jour soit clair ; »

« Car mon mari n'est point en sa maison. Il est allé en voyage très lointain » (6). Etc.

L'adage a bien raison : Rien n'est nouveau sous le soleil.

Le prophète Elie menace d'une plaie terrible Joram, qui pousse les habitants de Jérusalem à la prostitution (7). Jérémie pleure sur la prostituée (8) et l'adultère (9).

Il accuse les prophètes de Jérusalem qui renouvellent les crimes de Sodome (10). Ezéchiel, parlant de cette Jérusalem, s'écrie : « Tu t'es livrée à tous les passants ; tu t'es prostituée aux Egyptiens, aux Assyriens, parce que tu n'étais pas rassasiée, au pays de Canaan et jusqu'en Chaldée. Tu bâtissais des maisons publiques à l'entrée de chaque chemin. Tu n'as pas même été comme la prostituée qui reçoit un salaire. Tu es comme la femme adultère qui reçoit des étrangers à la place de son mari. Tu as gagné tes amants par tes présents. Tu as été bien plus corrompue que Samarie et Sodome, tes sœurs » (11).

(1) *Rois*, ch. XV, v. 11, 12, 13.
(2) *Idem*, ch. XXII, v. 47.
(3) *Rois*, ch. XXII, v. 38.
(4) *Rois*, ch. IX, v. 22.
(5) *Idem*, ch. IX, v. 30.
(6) *Proverbes*, ch. VII, v. 11 et suiv.
(7) *Chroniques*, ch. XXI, v. 12.
(8) Jérémie, ch. III, v. 1, 2, 3. — *Idem*, ch. XIII, v. 26, 27.
(9) *Idem*, ch. XXIII, v. 10.
(10) Jérémie, ch. XXIII, v. 14. — *Idem*, *Prophétie contre les Edomites* ch. XLIX.
(11) Ézéchiel, ch. XVI, v. 23 et suiv.

Plus loin, il maudit Samarie et Jérusalem, qu'il représente sous la forme de deux filles prostituées (1).

Osée (2) exhale les mêmes plaintes.

Mais assez sur ce point. Je n'en finirais pas si je voulais établir le bilan de la prostitution du peuple d'Israël.

On vient de voir que la débauche a été, à l'époque biblique, poussée aux dernières limites.

Il en résulta des maladies épidémiques qu'il me reste à examiner, et parmi lesquelles la syphilis occupa certainement une place importante.

Je vais successivement étudier la *sixième plaie d'Egypte*, la *plaie de Baal Péor*, les *maladies de Saraï, du roi David* et enfin la célèbre *affection du saint homme Job*. J'essaierai de discuter le diagnostic de chacune d'elles, et chercherai à établir leur nature exacte en m'appuyant uniquement sur les documents que je recueille dans les livres bibliques.

Enfin en terminant, je m'occuperai de la *lèpre des Hébreux*, et j'espère bien prouver que cette maladie, quoiqu'on en ait dit, n'a pas été la syphilis.

Sixième plaie d'Égypte.

« Et le Seigneur dit à Moïse (3) et à Aaron : Prenez plein vos poings de cendres de fourneau et que Moïse les épande vers le ciel en la présence de Pharao.

« Et sera poussière sur toute la terre d'Égypte : et *ulcères* et *vessies enflées* viendront sur les hommes et les bêtes par tout le pays d'Égypte.

« Ils prirent donc de la cendre de fourneau et assistèrent en la présence de Pharao ; et Moïse les épandit vers le ciel : dont il y vint des *rongnes de vessies enflées* tant aux hommes qu'aux bêtes.

« Ainsi les devins ne purent comparoir devant Moïse à cause de la rongne qui était sur eux et sur toute la terre d'Égypte (4). »

L'invasion subite et la disparition spontanée de ce fléau dont on ne trouve pas d'autre mention dans la Bible prouvent déjà qu'il ne s'agissait pas là, quoi qu'on en ait dit, de la syphilis.

Mais ce qui me fait récuser absolument ce diagnostic, c'est l'extension de l'épidémie à tous les animaux domestiques. S'il est certain que le singe puisse contracter cette affection dans certaines circonstances *expérimentales* (5) ; s'il est probable que la *dourine* du cheval ne soit qu'une variété de syphilis, il n'en reste pas moins vrai que les animaux domestiques, tels que le chien, le bœuf, le mouton, la chèvre, etc., sont réfractaires à la vérole.

Du reste, la description de la lésion de la sixième plaie est caractéristique.

Elle consistait en *vessies enflées* (bulles ou pustules) se développant sur tout le corps et donnant lieu à des *rongnes* ou érosions ulcératives suppurantes et se recouvrant de croûtes.

Était-ce là du pemphigus, du rupia, de l'ecthyma? Faut-il admettre une épidémie furonculeuse ou varioleuse? Je ne saurais l'affirmer.

Mais je regarde comme certain que cette affection cutanée s'est développée

(1) *Idem*, ch. XXIII.

(2) Osée, ch. II; ch. IV, v. 7 et suiv.; ch. IX, v. 10 et suiv.; ch. XI, v. 1 et suiv.

(3) *Exode*, ch. IX, v. 8, 9, 10.

(4) Texte des théologiens de Louvain.

(5) Martineau et Hamonic, *Soc. méd. des Hop.*, 1882 et 1883.

à la suite d'une violente perturbation atmosphérique, peut-être d'un déchaînement du vent du désert, qui répandit sur tout le pays d'Égypte, avec des nuages de poussière, un poison épidémique spécial.

Rien dans les textes hébreux n'indique que la sixième plaie ait eu une origine génitale.

Ne serait-ce pas là une affection cutanée, microbienne, analogue au *bouton d'Alep* ou au *bouton de Biskra*, s'étant diffusée avec une intensité et une rapidité effrayantes, grâce à la marche anormale des courants aériens?

Peut-être même le contact direct du sable du désert avec la peau provoquait une irritation locale qui, en dehors du génie épidémique, favorisait beaucoup la manifestation morbide. Quant à la syphilis, tout me fait la récuser formellement.

Plaie de Baal Péor.

D'après M. Rollet, cette maladie n'a pas été la syphilis. Ce savant syphiligraphe fonde son opinion sur ce que « les symptômes en sont inconnus ». De plus, cette affection « cessa complètement dès que furent prises les précautions d'extermination adoptées pour la combattre ».

Je ne puis, pour ma part, m'associer à ces conclusions, dont la dernière est inexacte.

De ce qu'on ne connaît pas les symptômes d'une maladie ancienne, on ne peut conclure qu'elle n'existait pas autrefois.

Quant à la disparition de la plaie dont il s'agit, après l'exécution terrible qu'ordonna Moïse, la Bible nous fournit la preuve du contraire. Non seulement elle ne s'éteignit pas, mais encore elle s'enracina dans Israël, et nous en trouvons, des siècles plus tard, des mentions dans les livres de Josué et d'Osée. Parmi elles, une surtout est à citer :

« N'était-ce pas assez d'avoir adoré Baal Péor, qui a été la cause du fléau qui a atteint la famille de Jehova, *et dont nous ne sommes pas encore purifiés* (1). »

Le texte est, on le voit, on ne peut plus catégorique.

« Je trouvai Israël, s'écrie Osée, comme les raisins dans le désert. J'ai connu vos frères comme les figues à leur premier temps. Mais ils se sont tournés vers Baal Péor. Ils se sont voués à l'idole abominable, et ils sont devenus affreux comme leur vice libidineux (2). »

Je pourrais, si je voulais, multiplier les citations qui se rapportent à la même maladie.

En voici une qui, quoique discutable, est fort intéressante :

« L'aspect de leur visage témoigne contre eux, et comme Sodome, ils publient leur crime sans dissimuler. Malheur à leur âme, car ils se préparent des maux... Le Seigneur rendra chauve le sommet de la tête des filles de Sion, l'Éternel découvrira leur nudité... Au lieu de leur parfum, il y aura de l'infection... au lieu de cheveux bouclés, une tête chauve... une marque flétrissante au lieu de beauté... etc. (3). »

Je ne veux tirer de ces versets aucune conclusion. Je ferai remarquer seulement que *l'alopécie* y est nettement signalée comme conséquence de la débauche.

(1) *Josué*, ch. XXII, v. 17.
(2) *Osée*, ch. IX, v. 10.
(3) *Isaïe*, ch. III, v. 9, 17, 24.

La plaie de Baal Péor eut pour origine une contamination génitale.

Voici, du reste, la légende biblique (1) :

Les Hébreux arrivèrent dans les plaines de Moab, au delà du Jourdain, vis-à-vis de Jéricho.

Balak, fils de Tsippor et roi du pays, effrayé de cet envahissement, réunit les anciens en conseil pour prendre une détermination. On résolut de mander le fameux devin Balaam, fils de Beor, qui demeurait à Pethor sur l'Euphrate. Ce personnage possédait une grande puissance morale, paraît-il, puisque tout « ce qu'il bénissait était béni, et ce qu'il maudissait était maudit ».

Balak fit promettre des présents à Balaam pour vaincre sa résistance, car le devin, sur l'ordre de l'Éternel, refusait de se déplacer. A la fin, cependant, il se décida à partir, Jéhova le lui commandant. Il monta sur son ânesse et se mit en route.

Mais aussitôt « la colère de Dieu s'enflamma (2) ». Et un ange vint barrer le chemin au devin. L'ânesse se cabra. Balaam la frappa. Et l'animal, prenant la parole, lui fit observer qu'une puissance supérieure s'opposait à sa progression en avant.

Balaam aperçut alors l'ange qui lui ordonna de ne dire à Balak que ce qu'il lui commanderait. Il lui fit la leçon et le laissa passer.

Le devin, arrivé auprès du roi de Moab, au lieu de maudire Israël, le bénit, suivant l'ordre donné par l'ange et au grand désappointement de Balak.

Le malin Balaam apprit cependant à ce dernier la manière de conduire les Juifs à leur perte, ainsi qu'il ressort surtout de ce passage de l'Apocalypse :

« J'ai quelque chose à vous reprocher ; c'est que vous ayez parmi vous des hommes qui suivent la doctrine de Balaam, lequel enseignait à Balak le moyen de faire manger aux enfants d'Israël de ce qui avait été offert aux idoles et *de les faire tomber dans la fornication* (3). »

Ces perfides conseils furent suivis, et Balak ne manqua pas d'exciter les filles de Moab, prostituées, fort belles, à aller se livrer à Israël. La plupart, sinon toutes, étaient malades. Le peuple juif tomba dans le piège, et une terrible épidémie le décima.

« Israël demeurait à Sittim, où bientôt il commença à se livrer à la débauche avec les filles de Moab. Elles invitaient le peuple aux sacrifices offerts à leurs dieux, et celui-ci mangeait avec elles et adorait les mêmes dieux, et Israël s'attacha à Baal Péor. »

La colère de Jehova s'appesantit sur le peuple. « Que chacun des chefs du peuple, ordonna-t-il à Moïse, afin de calmer mon courroux, sacrifie ceux de ses gens qui se sont attachés à Baal Péor. »

Pinéas, fils d'Eléasar, transperça le premier d'un coup de lance Simri, fils de Salus, et Casbi, fille de Zur, enlacés dans les embrassements amoureux.

Vingt-quatre mille hommes furent passés par les armes.

Moïse ne s'arrêta pas là. Il s'avança contre le peuple des Médianites, qui était un des foyers du terrible fléau. Les Hébreux firent prisonniers les femmes, s'emparèrent des troupeaux et tuèrent les hommes. « Et maintenant, dit alors Moïse, tuez tous les enfants du sexe masculin et *toutes les femmes qui ont connu un homme...* vous laisserez vivre les enfants du *sexe féminin qui ne connaissent pas les hommes par le coït...* (4) »

(1) *Nombres*, ch. XXII et suivants.
(2) *Nombres*, ch. XXII, v. 22.
(3) *Apocalypse*, ch. II, v. 14.
(4) *Nombres*, ch. XXV et ch. XXXI.

Telle est en résumé cette terrible aventure.

La plaie de Baal Péor fut indubitablement d'origine génitale. Elle était éminemment contagieuse. Au dire de Joseph (1), elle se communiquait même de parent à parent, en dehors de l'acte du coït. Cette opinion, qui a paru singulière, je me l'explique en admettant la contamination directe par le baiser ou l'usage des objets divers, des ustensiles employés par les membres d'une même famille.

Beaucoup de victimes du fléau succombèrent. L'épidémie dut offrir une gravité exceptionnelle, puisque Moïse, pour la supprimer radicalement, ordonna une des plus épouvantables exécutions dont il soit fait mention dans l'histoire. Et malgré cela la maladie s'enracina dans le peuple d'Israël, ainsi que je l'ai montré plus haut.

Je récuse l'opinion qui admet que les 24,000 victimes moururent de maladie. Le texte est formel. Ce sont les soldats de Moïse qui les sacrifièrent sur l'ordre de leur maître.

Demandons-nous ce qu'était la plaie de Baal Péor.

Tout d'abord il faut mettre de côté la *lèpre*. Moïse en connaissait très bien le pronostic. Il en avait été atteint lui-même (2).

Ce n'était ni la *blennorrhagie* ni la *balano-posthite*, ni *l'herpès génital*, ni même le *chancre mou*.

Ces diverses lésions, sauf la dernière, fréquentes à cette époque, ainsi que je l'ai dit en parlant de la circoncision, étaient pour ainsi dire classiques. Elles n'auraient certainement pas effrayé Moïse au point de lui faire prendre une détermination aussi radicale, même si elles s'étaient multipliées, grâce à des excès de coït ou à la malpropreté. Du reste elles ne se seraient pas éternisées dans Israël.

Le mal de Baal Péor a été quelque chose de plus intense, de plus violent, de plus dangereux pour la santé publique; et quoique la Bible n'en indique pas les symptômes cliniques, il est évident que cette maladie constituait un grave danger social que Moïse a essayé d'éviter par tous les moyens possibles. Certainement ce législateur était trop bon observateur des choses de la nature pour commettre une grossière erreur de diagnostic entre les affections existant déjà dans son peuple et la nouvelle plaie.

La conclusion fatale de tout ce qui précède est que le *fléau de Baal Péor fut la syphilis*.

Voir autre chose dans cette maladie *génitale*, *vénérienne*, *contagieuse* directement et d'une *gravité* exceptionnelle, et admettre que c'était là une affection qui a disparu sans laisser de trace, me semble une hypothèse bien insoutenable. Après son explosion subite relatée dans la bible, cette singulière entité morbide, malgré ses caractères non douteux de contagiosité, se serait éteinte spontanément.

Franchement, cette série de suppositions est autrement invraisemblable que l'opinion que je soutiens.

Maladie de Saraï (ou Sara).

Abram (3) (qui plus tard prit le nom d'Abraham) se trouvait entre Bethel et Aï, lorsque éclata la famine qui le chassa de ce pays.

(1) *Antiquit. judaic.*, liv. IV, ch. VI.
(2) *Exode*, ch. IV, v. 6.
(3) *Genèse*, ch. XII, v. 10 et suivants.

« Il descendit en Égypte, pour habiter là un temps comme étranger; car il y avait une grande famine en la terre.

« Et comme il approchait pour venir en Égypte, il dit à Saraï, sa femme : Je connais que tu es belle femme à voir.

« Et pourtant, quand les Égyptiens te verront, ils diront : c'est sa femme, et me tueront et te garderont.

« Dis donc, je te prie, que tu es ma sœur, afin qu'à l'occasion de toi il me soit bien fait et que, par ton moyen, ma vie soit préservée. »

Singulière prière de la part d'un patriarche ! Mais à cette époque, la condition sociale de la femme était tellement voisine de la servilité, que la demande d'Abram n'offrait rien d'étonnant.

« Or advint, comme Abram entra en Égypte, que les Égyptiens virent cette femme qui était fort belle.

« Les princes de Pharao la virent et la louèrent envers lui. Elle fut transportée en la maison de Pharao.

« Lequel fit du bien à Abram, à raison d'elle, et celui-ci eut brebis, bœufs, ânes, serviteurs, servantes, ânesses et chameaux. »

Ce qui prouve que ce n'est pas d'aujourd'hui que la femme joue un rôle prépondérant dans la destinée de bien des hommes.

« Mais le Seigneur *frappa Pharao de grandes plaies et sa maison, à cause de Saraï, femme d'Abram* (1). »

On le voit, Pharaon enleva Saraï pour satisfaire sa passion amoureuse. La plaie dont il fut atteint eut pour cause certaine le coït pratiqué avec elle.

Il est vrai que la bible ne mentionne pas qu'Abraham ait été malade. Est-ce là une lacune ? Ou bien le patriarche ne fréquentait-t-il pas sa femme, la sachant contagionnée ? C'est ce que je ne saurais décider.

Saraï ne présentait certainement pas des garanties morales bien grandes. On dirait en lisant la bible qu'elle obéissait sans remords aux ordres d'Abraham. Son insouciance à ce point de vue fait songer au proverbe de Salomon :

« Il y a trois choses qui sont au-dessus de ma portée et même quatre que je ne puis comprendre : la trace de l'aigle dans l'azur, celle du serpent sur la roche, la trace du navire sur la mer et la trace de l'homme chez la jeune femme. Telle est aussi la voie de la femme adultère : *Elle mange et s'essuie la bouche, puis elle dit : Je n'ai point fait de mal* (2). »

Saraï infecta toute la suite de Pharaon, ainsi qu'il ressort clairement du texte biblique. On peut même supposer que, saine jusqu'à son arrivée en Égypte, elle fut d'abord connue par un des officiers du roi qui l'enlevèrent pour l'offrir à leur maître. Peut-être fut-elle infectée par cet homme.

« Pharao appela Abram et lui dit : Quelle chose m'as-tu fait ? Que ne m'as-tu averti que c'était ta femme ?

« Pourquoi as-tu dit qu'elle était ta sœur, afin que je la prisse pour femme ? Maintenant voici ta femme; prend-la et va-t-en. »

« Il commanda à ses hommes touchant Abram, et ils le menèrent hors et sa femme et tout ce qui lui appartenait. »

Pharaon se conduisit en vrai gentilhomme.

Mais que devint cet infortuné ? Comment évolua sa maladie ?

La bible reste malheureusement muette là-dessus. Elle l'abandonne pour suivre son héros Abram, qui remonte l'Égypte et regagne Canaan en possession d'une belle fortune.

(1) *Genèse*, ch. XII, v. 17.
(2) *Proverbes*, ch. XXX, v. 18, 19, 20.

Longtemps après, Abram, qui s'appelait alors Abraham, renouvela l'aventure précédente dans tous ses détails.

Il s'établit entre Kadès et Schur et séjourna à Guérar. Il disait de Saraï (qui portait le nom de Sara à cette époque) : C'est ma sœur. Or Abimelec, roi de Guérar, la fit enlever pour la posséder. Mais Dieu lui apparut en songe et lui annonça qu'il allait mourir à cause de cette femme. Abimelec, quoique ne s'étant pas approché d'elle (ce qui est douteux), s'empressa de la restituer à son mari (1). Il combla Abraham de présents ainsi que Sara afin d'apaiser la colère céleste (2). Il n'en fut pas moins atteint d'une maladie qu'il transmit à sa propre femme et à ses servantes. On sait qu'à cette période le maître de la maison avait de fréquents rapports génitaux avec les femmes de son entourage, qui étaient ses concubines.

« Abraham pria l'éternel et celui-ci guérit Abimelec, ainsi que sa femme et ses servantes, et elles purent enfanter. Car l'Éternel avait frappé de stérilité toute la maison d'Abimelec à cause de Sara, femme d'Abraham (3). »

Le contact de Sara était donc éminemment dangereux. Abraham le savait-il et en profitait-il pour s'enrichir en laissant croire à ses victimes que Dieu punissait à cause de lui ?

Chose remarquable, son fils Isaac imita sa conduite en Gérar vis-à-vis d'Abimelec. Mais cette fois, celui-ci comprit que Rebecca, sur laquelle il avait jeté les yeux, était la femme et non sa sœur d'Isaac, ainsi que ce dernier le lui avait affirmé, et non seulement il respecta cette femme, mais il ordonna qu'on la laissât à son mari.

Remarquons que Sara fut stérile pendant une partie de sa vie. On sait que, pour avoir un enfant, Abraham fut obligé d'aller vers Agar, si brutalement chassée plus tard dans le désert.

La syphilis, on ne l'ignore pas, est une des causes les plus fréquentes de l'infécondité, de l'avortement et de la mortalité des nouveau-nés.

Fait à noter, la femme d'Abimelec et toutes ses servantes furent frappées de stérilité.

Sara ne devint elle-même enceinte que dans un âge très avancé.

Je me résume. Sara contamina Pharaon et toute sa maison, et plus tard Abimelec, qui transmit la maladie à ses femmes et à ses concubines. Sara fut stérile une partie de sa vie, de même que les femmes contagionnées par Abimelec. L'affection transmise par Sara fut toujours d'origine génitale.

En raison de sa grande transmissibilité, de sa très longue période de virulence et des rapports qui semblent exister entre elle et la stérilité, il est rationnellement permis de supposer qu'il s'agissait là de la syphilis.

Elle s'éteignit avec l'âge chez Sara, qui devint enceinte, tardivement, ce qui prouve bien que la stérilité de cette dernière n'était pas due à une cause organique.

Hors la syphilis, on ne voit pas d'autre maladie d'origine génitale qui puisse cadrer avec les faits précédents. A moins qu'il ne se soit agi là d'une affection spéciale disparue de la pathologie et inconnue de nos jours, ce qui est difficilement admissible.

Maladie du roi David.

« Un soir David se leva de sa couche, et comme il se promenait sur le

(1) *Genèse*, ch. XX, v. 1 et suiv.
(2) *Id.* id., v. 16.
(3) *Id.* id., v. 17, 18.

toit de sa maison (c'était probablement un toit en terrasse), il aperçut une femme qui se lavait, et qui était fort belle. Le roi demanda qui elle était, et on lui dit que c'était Bath-Schéba, fille d'Éliam, femme d'Urie le Hethien. Et David envoya des gens pour la chercher. Elle vint vers lui et il coucha avec elle. Après s'être purifiée de sa souillure, elle retourna dans sa maison (1).»

Cette femme devint enceinte. David, qui en était fort épris, jugea à propos de se débarrasser du mari incommode. Il donna à celui-ci pour Joab, un de ses généraux en expédition, une lettre où il ordonnait qu'on plaçât Urie dans le poste le plus dangereux de la bataille, afin qu'il fût tué. L'infortuné périt en effet au siège de Rabba. Sa femme porta son deuil, puis elle fut recueillie par David qui en fit son épouse. Elle accoucha du fils qu'elle avait engendré de ses œuvres.

L'ignoble conduite de David déplut à l'Eternel, qui envoya vers lui Natham. Celui-ci lui prédit que « l'Eternel susciterait sur lui des maux..... et que son enfant mourrait (2).»

Cette menace s'accomplit bientôt, « et le Seigneur frappa le petit enfant que la femme d'Urie avait enfanté à David, et il n'y eut plus d'espoir.

« Et David pria le Seigneur pour le petit enfant. Il jeûna, et, s'étant retiré à part, il se coucha sur la terre..... néanmoins l'enfant mourut au 7e jour (3).»

David fut, après son péché, atteint d'une terrible maladie, dont il trace poétiquement les symptômes.

« Prends pitié de moi, Seigneur, car je suis malade. Guéris-moi, Eternel, car mes os sont frappés..... Je m'épuise à gémir. Chaque nuit ma couche est baignée de mes larmes..... Je suis vieilli (4)..... »

« Mon Dieu, je crie le jour et tu ne réponds pas. La nuit je n'ai point de repos..... Je suis un ver et non un homme..... Je suis l'opprobre des hommes. Tous ceux qui me voient se moquent de moi..... Tous mes os se séparent..... Ma force se dessèche comme de l'argile et ma langue s'attache à mon palais..... Je pourrais compter tous mes os (5)..... »

« Tant que je me suis tu, mes os se consumaient. Je gémissais toute la journée. Nuit et jour ta main s'appesantissait sur moi. Ma vigueur n'était plus que sécheresse comme celle de l'été (6).»

« J'ai le visage, l'âme et le corps usés par le chagrin. Ma vie se consume dans la douleur, et mes années dans les soupirs. Ma force est épuisée..... et mes os dépérissent....: Ceux qui me voient dehors s'enfuient loin de moi (7). »

« Il n'y a rien de sain dans ma chair à cause de ta colère, il n'y a plus de vigueur dans mes os à cause de mon péché..... mes plaies sont infectes et corrompues par l'effet de ma folie. Je suis courbé, abattu au dernier point ; tout le jour je marche dans la tristesse, car un mal brûlant dévore mes entrailles et il n'y a rien de sain dans ma chair.....

« Ma force m'abandonne, et la lumière de mes yeux n'est plus même avec moi. Mes amis et connaissances s'éloignent de ma plaie, etc. (8).»

(1) *Rois*, ch. XI, v. 2 et suivants.
(2) *Rois*, ch. XII, v. 11, 14.
(3) *Rois*, ch. XII, v. 16, 17, 18.
(4) *Psaume* VI, v. 3, 7, 8.
(5) *Psaume* XXI, v. 3, 7, 15, 16, 18.
(6) *Psaume* XXXI, v. 3, 4.
(7) *Psaume* XXX, v. 10, 11, 12.
(8) *Psaume* XXXVII, v. 4 et suivants.

« Purifie-moi et mes os brisés s'en réjouiront (1). »

Quoique vagues, les symptômes accusés dans les psaumes de David n'en ont pas moins une grande valeur, surtout si on les groupe, si on les rapproche les uns des autres.

Voilà un homme qui contracte d'une femme qu'il rend enceinte une maladie de cause génitale et dont les symptômes essentiels, puisque ce sont ceux sur lesquels le patient insiste surtout, consistent en *douleurs* atroces survenant principalement la nuit, et *en altérations osseuses*. Les os sont le siège de vives souffrances. Ils se désagrègent, *se séparent* (carie ou nécrose). Des plaies purulentes et chroniques s'établissent, et sont probablement en communication avec les foyers osseux malades. Ce doit être par elles que les fragments d'os s'éliminent.

Le patient perd ses forces, tombe dans une cachexie profonde. Sa maigreur est extrême. Sa bouche (sa langue surtout) est malade. Il est un objet de dégoût pour tout le monde. Les symptômes morbides d'abord localisés se généralisent de plus en plus (il n'y a plus rien de sain dans ma chair), et ce qui comble la mesure, les yeux se prennent, et la vue s'obscurcit. Des symptômes viscéraux apparaissent à un moment donné, et *cette terrible maladie générale* plonge l'infortuné David dans une hypocondrie et un découragement qu'il est facile de comprendre, en raison même de la chronicité des accidents, et de leur résistance à la thérapeutique naïve employée contre eux.

A tout ce qui précède, joignons que l'enfant engendré par Bath-Schéba, qui avait communiqué sa maladie à David, meurt au bout de sept jours, circonstance qui s'ajoute à toutes les autres pour nous pousser naturellement vers le diagnostic de syphilis.

Je concluérai donc en disant que David, qui, dans sa vieillesse, avait besoin d'avoir dans sa couche une jeune fille vierge, seulement pour le réchauffer (2), fut vraisemblablement un des plus anciens rois syphilitiques qui aient existé.

Maladie de Job.

Que n'a-t-on pas dit sur l'affection de Job ? Toutes les hypothèses ont été émises ; et une des plus répandues est que le saint homme ne fut qu'un des plus antiques vérolés bibliques. Et cependant, à notre avis, rien n'est plus faux. Il est facile de se convaincre, après l'étude attentive des symptômes cliniques relatés dans la bible, que Job n'a jamais mérité sa triste réputation. « Vir sanctissimus, nec ulla prava concupiscentia aut illicita meruit sinistram famam (3). »

Parmi ceux qui l'ont accusé d'avoir la syphilis, la plupart l'ont fait sans discuter les textes, s'en remettant à l'affirmation toute gratuite le plus souvent d'auteurs anciens, tels que François Vatable (4), Cyprien (5) (le moine de Cîteaux), Jean de Pieda (6), le capucin Jacques Bolbuc (7), dom Augus-

---

(1) *Psaume* L, v. 9, 10.
(2) *Rois*, ch. III, v. 1, 2, 3, 4.
(3) Th. BARTHOLINI, *De morbis biblicis, Miscellanea medica*, 1672. Francofurti.
(4) *Loc. cit.*
(5) *Id.*
(6) *Id.*
(7) *Id.*

tin Calmet (1), Ulrich de Hutten (2), etc. Cet infortuné Job a même été décoré du titre de *patron des vérolés*.

Il est vrai que d'autres historiens se sont élevés contre ce diagnostic et ont déclaré que Job n'était qu'un vulgaire lépreux, opinion, à mon sens, aussi fausse que la précédente. On la trouve relatée dans les écrits d'Origène (3), d'Apollinaire (4), de saint Augustin (5), de Polychronius, de saint Jean Chrysostome.

Jean Mercier (6), plus prudent, restait dans le doute et ne faisait pas de diagnostic.

Plus près de nous, Bosquillon, dans une note de sa traduction à l'ouvrage de B. Bell, a émis l'opinion que Job était atteint d'*érysipèle ambulant* sous prétexte que ce malade célèbre avait une fièvre continue, ainsi que l'indiquent ces mots : « Mes veines n'ont point de repos (v. 27). »

« Je crois, ajoute-t-il, qu'on ne doit pas rapporter cette maladie à la lèpre, comme l'a fait Astruc (maladie du reste incurable, et Job a guéri), mais bien à une espèce d'érysipèle qui a gagné peu à peu tout le corps (7). »

D'après cet auteur, on trouve quelques exemples d'érysipèles chroniques analogues à celui dont Job aurait souffert, dans l'histoire ecclésiastique de Nicéphore, dit Calliste, sous le nom de νοσος σηπεδονώδης morbus putridus.

Richard Méad (8) penche, sans cependant être affirmatif, vers l'éléphantiasis.

Dès maintenant, je dois déclarer que je me range absolument à l'opinion émise par Bartholin (9) et développée, il y a vingt ans, par M. Rollet (10), d'après laquelle Job a éprouvé une violente atteinte de *scorbut*. La lecture du texte impose ce diagnostic, qui me paraît indiscutable.

Le livre de Job, écrit en vers hébreux, est un des plus anciens documents bibliques. D'après M. Renan (11), Job était un patriarche qui vivait au moins 100 ans avant la captivité d'Égypte. Les personnages de ce poème ne sont pas juifs, et la scène se passe hors de la Palestine. La langue dans laquelle est écrit le livre n'est pas de l'hébreu pur, et ce qui prouve son ancienneté, c'est qu'on ne trouve dans cette légende iduméenne aucune allusion aux usages mosaïques. De plus il n'y est fait mention que de l'idolâtrie du soleil et de la lune, la plus ancienne de toutes, et qui s'était développée chez les Phéniciens et les Chaldéens.

D'après Fr. Spanheim (12), Job habitait le pays d'Husa, qui était situé dans la partie septentrionale de l'Arabie déserte, près de l'Euphrate et de la Mésopotamie.

L'existence de ce patriarche est-elle bien certaine? On a regardé Job comme

(1) *Loc. cit.*
(2) *Id.*
(3) Liv. VI, p. 503.
(4) Sermon XXXII.
(5) *Hist. de Job*, par Frédéric Spanheim, ch. III.
(6 *Comment. sur Job*, ch. II.
(7) *Traité de la gonorrhée virulente et de la malad. vén.*, par Benjamin Bell. Traduct. par Ed. Bosquillon. Paris, an X (1802).
(8) *Recueil des œuvres physiques et médicinales publiées en anglais et en latin*, par Richard Mead. Traduct. franç. par M. Coste, 1774. T. II, p. 122.
(9) *Loc. cit.*
(10) *Nouvelles conjectures sur la maladie de Job*, par J. Rollet. Paris, 1867.
(11) *Job*, par E. Renan, 1860.
(12) *Hist. de Job*, ch. IV.

un personnage de pure fiction. On a même attribué à Moïse la composition du poème, cela, il faut bien le dire, sans la moindre preuve. Le savant Lightfoot la rapporte à Elihu, l'un des amis qui vinrent visiter le saint homme dans son malheur et lui adresser des condoléances et des exhortations.

Je ne pense pas que l'affection de Job soit une simple fantaisie poétique comme on l'a dit. Avec M. Rollet, je crois que pour décrire avec tant de vigueur les symptômes morbides qu'on y trouve, l'auteur du livre a dû avoir devant les yeux un type réel et étudié qu'il a défiguré par «l'abus des images et des métaphores si familières à la littérature orientale, et par l'usage soutenu de ce style élevé, dont le drame et l'épopée s'accommodent à coup sûr mieux que la pathologie (1) ».

Etudions le tableau clinique du mal de Job, tel que nous le donne la bible.

La maladie débuta brusquement. « L'Eternel dit à Satan : Voici, je te livre Job ; seulement épargne sa vie. »

« Et Satan se retira de devant la face de l'Eternel. »

« Puis il frappa Job d'un ulcère malin, depuis la plante des pieds jusqu'au sommet de la tête, et Job prit un tesson pour se gratter et s'assit sur de la cendre (2). »

La maladie fit de rapides et de profonds ravages sur le saint homme, puisque trois amis qui vinrent le voir, Bildad de Schuach, Eliphaz de Théman et Tsophar de Naama, ne le reconnurent pas et restèrent stupéfaits à sa vue, «se tenant assis auprès de lui sept jours et sept nuits sans lui dire une parole, car ils voyaient combien sa douleur était grande (3) ».

Le symptôme dominant était la douleur généralisée et intense.

« Les flèches du Tout-Puissant m'ont percé et mon âme en suce le venin (4). »

Cette douleur était continuelle, avec exacerbations nocturnes.

« Comme l'esclave soupire après l'ombre, comme l'ouvrier attend son salaire ;

« Ainsi j'ai pour partage des mois de douleurs. J'ai pour mon lot des nuits de souffrance.

« Je me couche et je dis : Quand me lèverai-je, quand finira la nuit ? Et je suis rassasié d'agitations jusqu'au point du jour (5). »

Le système osseux était le siège d'une souffrance épouvantable, survenant principalement la nuit.

« La nuit me perce et m'arrache les os, la douleur qui me ronge ne me donne aucun repos (6). »

La mastication était gênée et très pénible (stomatite). Il y avait même de la dysphagie.

« Je soupire avant de manger, et les cris que je fais sont comme le bruit d'un débordement de grandes eaux (7). »

« Quand me laisseras-tu le temps d'avaler ma salive (8). »

(1) Rollet, *Loc. cit.*
(2) *Job*, ch. II, v. 6, 7, 8.
(3) *Id.* v. 13.
(4) Ch. VI, v. 4.
(5) Ch. VII, v. 2, 3, 4.
(6) Ch. XXX, v. 17.
(7) Ch. III, v. 24.
(8) Ch. VII, v. 19.

Une courbature généralisée, une lombagie intense accablait le patient.

« Dieu me perce les reins sans pitié (1). »

A côté des douleurs nous devons placer les altérations de la peau, qui occupent une place capitale dans le tableau clinique.

« Mon corps se couvre de vers et d'une croûte terreuse, ma peau se crevasse et se dissout (2). »

« Les parties de la peau sont l'une après l'autre dévorées (3). »

« Ma peau noircit et tombe (4). »

« Je marche noirci, mais non par le soleil (5). »

« Mes paroles sont encore pleines d'amertume et la violence de ma plaie est beaucoup au-dessous de mes gémissements (6). »

« J'ai dit à la pourriture : Vous êtes mon père, et aux vers : Vous êtes ma mère et ma sœur (7). »

Il est facile de voir qu'il s'agit là d'ulcères gangreneux superficiels ou profonds. L'insuffisance thérapeutique explique pourquoi ces ulcères deviennent vermineux, et pourquoi ils sont si douloureux et si étendus.

Job est tourmenté par des hallucinations, des conceptions délirantes, indiquant une perturbation cérébrale profonde.

« Quand je dis : Mon lit me soulagera, ma couche calmera mes douleurs.

« C'est alors que tu m'effrayes par des songes, que tu m'épouvantes par des visions (8). »

« Retire ta main de dessus moi, Éternel, et que tes terreurs ne me troublent plus (9). »

« Des terreurs l'assiègent et l'entourent (10). »

Une hypocondrie bien compréhensible du reste et un grand désespoir l'accablent.

« Je n'ai ni tranquillité, ni paix, ni repos, et le trouble s'est emparé de moi (11). »

« Mes jours sont plus rapides que la navette du tisserand. Ils s'évanouissent : Plus d'espérance (12) ! »

« Si je dis : Je veux oublier mes souffrances, laisser ma tristesse, reprendre courage.

« Je suis effrayé de toutes mes douleurs (13). »

« Les pleurs ont altéré mon visage (14). »

A plusieurs reprises, Job insiste sur les altérations et les douleurs osseuses dont il est atteint.

« Je voudrais la mort plutôt que ces os !

(1) Ch. XVI, v. 13.
(2) Ch. VII, v. 5.
(3) Ch. XVIII, v. 13.
(4) Ch. XXX, v. 30.
(5) Ch. XXX, v. 28.
(6) Ch. XXII, v. 2.
(7) Ch. XVII, v. 14.
(8) Ch. VII, v. 13, 14.
(9) Ch. XIII, v. 21.
(10) Ch. XVIII, v. 11.
(11) Ch. II, v. 26.
(12) Ch. VII, v. 6.
(13) Ch. VIII, v. 27, 28.
(14) Ch. XV, v. 16.

« Je les méprise (1) ! »

« Mes os sont attachés à ma peau et à ma chair (2). »

« Mes os brûlent et se dessèchent (3). »

Sa cachexie atteint les dernières limites.

« Ma maigreur se lève et m'accuse en face. »

« Dieu me fait brèche sur brèche (4). »

« L'ombre de la mort est sur mes paupières (5). »

« Mon œil est obscurci par la douleur, tous mes membres sont comme une ombre (6). »

« Il ne me reste que les lèvres autour des dents (7). »

« Par la violence du mal, mon vêtement perd sa forme. Il se colle à mon corps (8). »

Ce malheureux Job était un objet de dégoût pour tous ceux qui l'approchaient, et qui l'abandonnaient ou à peu près à son malheur et le laissaient sans soins.

« Je suis la risée des plus jeunes que moi, de ceux dont je dédaignais de mettre les pères parmi les chiens de mon troupeau (9). »

« Je suis un étranger pour mes serviteurs et mes servantes (10). »

Son haleine extrêmement fétide écartait de lui sa femme elle-même et ses enfants.

« Ma femme a horreur de mon haleine et ma plainte est à charge à mes enfants (11). »

Des troubles viscéraux s'ajoutaient aux symptômes précédents.

« Ma bile est répandue sur la terre (12). »

« Mes entrailles bouillonnent sans relâche (13). »

Tel est le tableau clinique de la maladie de Job.

Comment a-t-elle évolué ?

Elle s'est terminée tout d'un coup par le retour assez rapide du malade à la santé. L'Éternel rétablit Job dans son premier état (14), et lui rendit son ancienne influence et ses richesses d'autrefois.

La guérison fut complète, et il ne lui resta rien de sa maladie, car il eut sept fils et trois filles.

« Et il n'y avait pas dans le pays d'aussi belles femmes que les filles de Job (15). »

La maladie de Job ne fut donc pas héréditaire, et la Bible ne mentionne pas qu'elle ait été contagieuse.

(1) Ch. VII, v. 15, 16.
(2) Ch. XIX, v. 20.
(3) Ch. XXX, v. 30.
(4) Ch. XVI, v. 8, 14.
(5) Ch. XVI. v. 16.
(6) Ch. XVII, v. 7.
(7) Ch. XIX, v. 20.
(8) Ch. XXIX, v. 18.
(9) Ch. XXX, v. 1, 2.
(10) Ch. XIX, v. 15.
(11) *Id.* v. 17.
(12) Ch. XV, v. 13.
(13) Ch. XXX, v. 27.
(14) Ch. XLII, v. 10.
(15) *Id.* v. 15.

Job vécut encore 140 ans, « et mourut rassasié de jours (1). »

On a conclu des symptômes précédents qu'il s'était agi là de la syphilis, de la lèpre, d'une affection dartreuse, de la gale, du prurigo, du zona, de la goutte, de la sciatique, de l'esquinancie, de la mélancolie, etc., etc. (2).

Nous ne nous arrêterons pas à réfuter toutes ces hypothèses, dont aucune n'est sérieusement fondée.

Mais, dès maintenant, il est facile de voir que la syphilis, moins que toute autre affection, cadre avec les symptômes précédents.

« D'ailleurs, fait observer M. Rollet, le livre de Job est conçu dans un tel esprit qu'une maladie vénérienne ne s'y trouverait pas à sa place. Un pareil attribut s'accorderait mal avec le caractère grave et austère du personnage (3). »

Ce n'est pas précisément là un argument, d'autant que Job était certainement moins parfait qu'on ne le croit, et quoiqu'il se défende d'avoir transgressé les ordres de l'Éternel (4), il n'en avoue pas moins des fautes de jeunesse (5). Du reste, Éliphaz (6) lui reproche sévèrement son avarice et sa dureté envers les pauvres et les orphelins.

Néanmoins il est certain d'après les textes que la cause de la maladie de Job n'a pas été de nature génitale.

La lèpre admise par beaucoup d'auteurs (Polychronius, Appollinaire, Origène, saint Jean Chrysostôme, saint Augustin, Michaelis, Astruc, R. Méad, Sprengel, Hensler, etc.) ne concorde pas non plus avec les phénomènes morbides relatés dans la bible.

Le *scorbut* au contraire répond admirablement à ces derniers. Bartholin et Rollet ont admis ce diagnostic, et je me range absolument à leur opinion.

On sait qu'avant de tomber malade, Job vit mourir coup sur coup tous les membres de sa famille et perdit tous ses biens. Abandonné et misérable, il dut éprouver une dépression morale épouvantable en face de pareils désastres.

Peu à peu dénué de tout, vivant sur un fumier, n'ayant pour nourriture que quelques débris alimentaires, il fut pris du scorbut, maladie qui trouvait dans le saint homme un terrain d'évolution très bien préparé.

Les douleurs généralisées et surtout osseuses, la stomatite déterminant une gêne de la mastication et de la déglutition, et la fétidité de l'haleine, la courbature, les pétéchies communiquant à la peau une teinte noire, les ulcères cutanés consécutifs aux suffusions sanguines, les hallucinations et les troubles nerveux, les altérations osseuses, la cachexie profonde et la diarrhée sont les signes non douteux du scorbut. Ils s'ajoutent les uns aux autres pour constituer un tableau clinique qu'on ne peut rapporter qu'à cette affection, et parmi eux il n'en existe aucun de négatif. Tous, au contraire, concordent vers la même diagnose.

Quant aux vers qui existaient dans les ulcères de Job, ils provenaient de la saleté excessive dans laquelle vivait ce malheureux. Toute plaie peut devenir vermineuse.

(1) Ch. XLII, v. 17.
(2) *Comment. de la bible de dom Calmet*, 1780.
(3) Rollet, *Loc. cit.*
(4) *Job*, ch. VI, v. 10 ; ch. VIII, v. 21.
(5) Ch. XIII, v. 26.
(6) Ch. XXII, v. 5 et suiv.

Ce n'est donc pas là une entité morbide spéciale. Si on avait pansé proprement les ulcères, les vers auraient disparu.

Du reste dans la traduction de M. Renan, on ne trouve pas le mot « ver ».

De la lèpre des Hébreux.

Sous la rubrique générale de *lèpre*, les livres bibliques comprennent des affections bien différentes les unes des autres. Cette dénomination est loin de correspondre à une espèce morbide bien définie aux points de vue anatomo-pathologique et clinique. Elle embrasse une partie de la dermatologie et son sens médical est au moins aussi vague que celui de l'expression « *dartre* ».

La lèpre atteignait non seulement les hommes et les animaux, mais aussi les habits et les maisons (1). Son caractère saillant était la contagiosité. Le contage se transmettait soit directement, soit indirectement par les habits, et les habitations qui étaient alors bien réellement atteints de la lèpre puisque le principe infectieux s'y trouvait enfermé. Les purifications prescrites n'étaient que des mesures hygiéniques de désinfection.

Le feu jouait un rôle très important en pareil cas.

D'après Richard Méad (2), la lèpre des maisons consistait en efflorescences de salpêtre. Cette hypothèse nous paraît irrationnelle. Moïse défendait de se servir de vêtements ou d'habitations rongés par la lèpre, avant de les avoir purifiés complètement. La contagion était donc à redouter.

Linné a eu raison de prétendre que la lèpre des habits et des maisons n'était autre chose qu'une agglomération de parasites pouvant former les taches signalées dans le *Lévitique* et envahir les hommes si on ne les détruisait pas (3).

Tout le monde sait qu'un habit, ayant servi à un galeux, peut donner la gale à un individu sain qui en fait usage. Cet habit est donc véritablement atteint de la gale lui-même, puisqu'il contient le sarcopte pathogène.

Il me paraît certain que le mot lèpre, qui se rapporte à des affections absolument différentes de la syphilis, a cependant souvent été employé pour désigner des accidents cutanés relevant de cette dernière.

On ne s'expliquerait pas en effet que l'antiquité ait cru à une puissante contagiosité de la lèpre, si elle n'y avait pas inclus certains accidents spécifiques.

D'autre part, comment expliquer l'opinion des observateurs qui ont affirmé la genèse de la lèpre par le coït, ou la production de la syphilis par la lèpre à la faveur du même acte ?

Moïse admettait diverses variétés de lèpre : « Si dans la lèpre on aperçoit une tumeur blanche sur la peau, que les poils blanchissent et qu'il y ait sous la peau une chair vive, la lèpre est invétérée. Mais si la lèpre ne forme pas d'élévation, qu'elle occupe d'une manière égale toute la peau, depuis les pieds jusqu'à la tête, on dira qu'il est attaqué de cette maladie purement et simplement (4). »

(1) *Lévitique*, ch. XIII.
(2) *Recueil des œuvres physiques et médicinales publiées en anglais et en latin*, par Richard MÉAD. Traduct. par COSTE, 1774.
(3) LORRY, *Tractatus de morbis cutaneis*, 1777
(4) *Lévitique*, ch. XIII.

Voilà donc deux espèces nosologiques de lèpre : l'une profonde ou ulcéreuse, l'autre superficielle, squameuse.

Hippocrate a décrit, sous le nom de *leucé*, une maladie fréquente en Phénicie, et qui correspond à la lèpre de Moïse (1).

D'après Galien (2), l'éléphantiasis peut succéder à la leucé, ou inversement.

Dans tous les cas, ces deux entités sont très analogues. Oribase (3), Paul d'Eine (4), Aétius (5), Actuarius (6) partagent la même opinion.

Celse a essayé d'établir trois espèces de lèpres ou gales :

L'*alphos* ou *leucé*, ou lèpre blanche de Moïse ;

Le *mélas* ou lèpre noire. La peau devient ombrée. Les poils blanchissent et ressemblent à un fin duvet ;

L'*éléphantiasis*. La peau s'hypertrophie, se couvre de taches et de tumeurs rouges, puis livides. L'épiderme s'écaille, le corps maigrit. Les jambes et les pieds enflent. Les doigts et les orteils sont méconnaissables. Les os s'altèrent (7).

C'est là l'éléphantiasis tel que nous le connaissons.

La lèpre des Hébreux et celle des Grecs (leucé) paraissent constituer la même affection, sauf que chez ces derniers, ainsi que chez les Arabes, la tendance éléphantiasique était beaucoup plus prononcée. On ne trouve pas en effet dans la Bible de mention nette de l'éléphantiasis.

Cependant, d'après Roussille-Chamseru (8), l'éléphantiasis est certainement mentionné dans le *Lévitique*.

On y lit (9) : « Que l'homme dans la peau ou dans la chair duquel il se sera formé une diversité de couleur ou une pustule, ou quelque chose de luisant qui paraît être la plaie de la lèpre, soit amené au prêtre... »

Telle est la version de Sacy, qui est fondée sur la *Vulgate*, de même que celle de Carrière. Or, la *Vulgate* indique le siège de la lèpre dans la peau et dans la chair, ce qui implique l'idée d'ulcère profond constant. Houbigant traduit : « Lorsqu'un homme aura sur la peau une tumeur ou une pustule ou une tache luisante, etc... » L'abbé Legros s'exprime ainsi : « Lorsque, dans la peau qui couvre la chair de l'homme, il se sera formé une tache, une pustule, etc. »

D'après Roussille, le mot hébreu (*sheet*) n'a jamais signifié que tumeur ou *tubercule* ; les autres interprétations sont erronées.

Il résulte de tout cela que le texte biblique mentionne une altération spéciale consistant en une tumeur, un tubercule de la peau.

Au 3ᵉ verset du chapitre XIII du *Lévitique*, il est dit : « Si le prêtre voit que la lèpre paraisse sur la peau, et que le poil ait changé de couleur et soit devenu blanc ; que les endroits où la lèpre paraît soient plus *enfoncés* que la peau, etc. » Ce dernier caractère clinique « plus enfoncé que la peau » donné

---

(1) *Prorrhetic*, lib. II.

(2) *De causis sympt* , lib. III, cap. LVIII, et *Method. meden li*, lib. XIV, cap. XVII

(3) *De morborum curat.*, lib. III, cap. LVIII

(4) *De re medic.*, lib. IV, cap. V et VI.

(5) *Tetrabiblo*, 4, Serm. I, cap. CXXXIII.

(6) *Method. medendi.*, lib. II, cap. II, et lib. IV, cap. XV.

(7) *De medic.*, lib. V, cap. XXVIII, § 19.

(8) *Recherches sur le véritable caractère de la lèpre des Hébreux*, par Roussille-Chamseru. — *Mém. de la Soc. méd. d'émulation*, an VIII, p. 335.

(9) Ch. XIII, v. 2.

— 35 —

par la *Vulgate* aurait provoqué, d'après Roussille, une erreur chez tous les traducteurs qui n'ont pas interprété directement le texte hébreu (Houbigant, Legros, etc.).

Pour Roussille-Chamseru, la *Vulgate* a fait un contresens. En effet, le mot hébreu, *gamoh* profond, ne doit pas s'entendre d'une excavation, mais bien d'une chose qui, avec sa profondeur, conserve le même niveau.

« Les paroles, dit Salomon, sortent de la bouche de l'homme juste comme une eau *profonde*, etc. »

Il ne faut pas traduire : « Que les endroits où la lèpre paraît, soient *plus enfoncés* que la peau », mais bien « *plus profonds, plus épaissis* » que la peau.

C'est donc là une lésion qui altère la surface cutanée en épaisseur, c'est-à-dire qui y détermine des tumeurs, comme l'éléphantiasis des Arabes.

Ce raisonnement ingénieux semble démontrer l'existence de la lèpre tuberculeuse chez les Juifs, mais il ne prouve pas que l'éléphantiasis ait été chez eux la seule modalité clinique comprise sous le nom de lèpre.

La lèpre du *Lévitique*, désignée par le mot *tzarath*, et qui ressemble, ainsi que je l'ai dit, à la *leucé* des Grecs, ne serait-ce pas la *lepra vulgaris* de Willan, ou simplement le *psoriasis* ?

Cette affection était en effet superficielle, blanche, desquamative et curable.

Souvent les plaques blanches offraient une dépression centrale comme dans la variété dite *psoriasis annulaire*.

Avec M. Rollet, je pense que la lèpre dont l'Éternel frappa les mains de Moïse ne fut qu'un psoriasis ou lèpre blanche (1).

La lèpre de Marie (2), celle de Giezi (3) appartenaient au même type. Dans cette hypothèse la contagiosité ne devait pas exister.

D'après la Bible cependant, la lèpre était contagieuse. Mais il est certainement alors fait allusion à d'autres affections cutanées.

Dans le *Lévitique*, Moïse parle de la lèpre qui envahit le cuir chevelu et la barbe (4), et il prescrit de raser les parties malades.

Il est évident qu'il s'agit là des teignes, de l'herpès tonsurans, du sycosis.

Pour M. Rollet (5) la phrase suivante se rapporterait à notre *herpès circiné* : « Si cet endroit est plus enfoncé que le reste de la chair et le poil tirant sur le jaune, et plus délié qu'à l'ordinaire... C'est la lèpre de la tête (6). »

Dans ces dernières circonstances la contagiosité existait, et Moïse avait raison de la craindre sachant que la maladie était transmissible par les vêtements, les meubles et les poussières des habitations.

Giezi, serviteur du prophète Élisée qui avait guéri Naaman de la lèpre et qui avait refusé ses présents, se fit donner par le convalescent en lui contant un mensonge, deux tuniques, et il eut la lèpre (7).

La contagion par le vêtement n'est pas douteuse dans cet exemple.

Faut-il assimiler la lèpre de Moïse exclusivement à l'éléphantiasis (Bartholin, J. Leclerc, Astruc) ?

(1) *Exode*, ch. IV, v. 6.
(2) *Nombres*, ch. XII, v. 10.
(3) *Rois*, ch. V, v. 22 et 27.
(4) Ch. XIII, v. 29 et suiv.
(5) *Loc. cit.*
(6) *Lévitique*, ch. XIII, v. 30 et suivants.
(7) *Rois*, II ch. V.

Doit-on regarder ces deux maladies comme tout à fait distinctes (R. Méad Lorry)?

Nous pensons que la lèpre des Hébreux ou tzarath comprend divers types cliniques plus ou moins semblables au point de vue objectif, mais essentiellement différents dans leur nature intime.

D'après Rabbinowic (1), le mot tzarath ne signifie pas *insensibilité*, comme on l'a dit, mais bien *squame*.

Cet auteur prétend qu'aux époques bibliques on attachait à ce mot l'idée de croûtes cutanées affectant certaines formes squameuses.

Moïse s'est efforcé d'établir le diagnostic entre les diverses variétés de lèpre, afin de ne pas isoler de la société un homme atteint d'une affection cutanée autre que la véritable lèpre, ce qui prouve bien que cette expression ne se rapportait pas à une altération définie. On n'a qu'à lire attentivement le chapitre XIII du *Lévitique* pour s'en convaincre.

Mais dans tout cela, trouvons-nous la syphilis? Faut-il conclure que la lèpre n'était que de la vérole? Ce serait une grossière erreur. Tout prouve le contraire.

Que certains accidents spécifiques aient été regardés comme de la lèpre, cela n'est pas douteux puisque les Hébreux croyaient à la contagion de la lèpre, par le coït.

Disons cependant que les docteurs du Thalmud ont nié ce fait et en ont donné de nombreuses preuves.

Concluons. La lèpre, mot général et vague, s'est rapporté à des maladies diverses, parmi lesquelles il y en a eu de bénignes et d'autres de malignes, mais toutes différentes de la syphilis. Il est cependant rationnel de croire que certaines manifestations spécifiques de la peau ont été comprises sous cette rubrique.

(1) *La Médecine du Thalmud.* Paris, 1880.

Extrait des *Annales de Dermatologie et de Syphiligraphie.*

Paris. — Société d'imprimerie Paul Dupont, 41, rue J.-J.-Rousseau (Cl.) 171.7.87.